6ステップで実現する
看護マネジメント・質改善につなげる
データ分析入門

森脇睦子 東京医科歯科大学病院クオリティ・マネジメント・センター 特任准教授
林田賢史 産業医科大学病院医療情報部 部長
梯 正之 広島大学 名誉教授

医学書院

《看護管理まなびラボBOOKS》
6ステップで実現する
看護マネジメント・質改善につなげるデータ分析入門

発　　　行　2024年9月30日　第1版第1刷Ⓒ

著　　　者　森脇睦子・林田賢史・梯　正之

発　行　者　株式会社　医学書院
　　　　　　代表取締役　金原　俊
　　　　　　〒113-8719　東京都文京区本郷1-28-23
　　　　　　電話　03-3817-5600（社内案内）

印刷・製本　アイワード

本書の複製権・翻訳権・上映権・譲渡権・貸与権・公衆送信権（送信可能化権を含む）は株式会社医学書院が保有します．

ISBN978-4-260-05458-4

本書を無断で複製する行為（複写，スキャン，デジタルデータ化など）は，「私的使用のための複製」など著作権法上の限られた例外を除き禁じられています．大学，病院，診療所，企業などにおいて，業務上使用する目的（診療，研究活動を含む）で上記の行為を行うことは，その使用範囲が内部的であっても，私的使用には該当せず，違法です．また私的使用に該当する場合であっても，代行業者等の第三者に依頼して上記の行為を行うことは違法となります．

|JCOPY|〈出版者著作権管理機構　委託出版物〉
本書の無断複製は著作権法上での例外を除き禁じられています．複製される場合は，そのつど事前に，出版者著作権管理機構（電話 03-5244-5088，FAX 03-5244-5089，info@jcopy.or.jp）の許諾を得てください．

はじめに

"看護をデータで示す" ことに苦手意識を持つ方に

　「"看護をデータで示す" なんて、どうやればいいのだろうか？　でも、避けて通れない……」と苦しんでいる方々のために、少しでも数字やデータの扱いに対する苦手意識を軽減できたらという思いから本書を企画しました。

　近年、データに関する学びのニーズが急速に高まっています。それは、看護管理者のみならずスタッフにも病棟のマネジメントや日々提供する看護を可視化・評価し、それに基づく改善活動を行うことが求められているからでしょう。世の中は高度情報社会となり、医療機関においても、医療情報システムが急速に普及し、院内には膨大な量の医療用実データが蓄積され、それを利活用することでさまざまな観点から新たな知見が生まれています。

　このデータ利活用の流れはもちろん看護の世界にも大きく影響を与えています。とは言うものの、「データ分析をしなければ」と思うと妙に構えたり、小難しい検定をしないと格好がつかないと思ったり、「統計」という言葉に苦手意識を持っている方も多いのではないでしょうか？　それらを払拭すべく、本書では、小・中学校で習った算数や数学の知識で正しく丁寧に数字を読み取ることを身につけ、分析力の向上を目指します。「小・中学校レベルの算数や数学はマスターしている」「そのレベルで何が言えるんだ」と思う方もいるかもしれませんが、自施設のマネジメントや医療・看護の質の可視化には十分有用です。

　本書では、以下のようなお悩みや苦手意識の解消をお手伝いします。
　✓ 数字や統計に苦手意識があり、データを読み解く自信がない

　まずは、数字に慣れてみることが大切です。小・中学校の算数や数学で習った数字の読み方や示し方を思い出すことからはじめると、数字に対する

苦手意識が払拭でき、読み解く自信を持てると思います。

　✓ データ分析に挑戦してみたいが、どこから手をつけてよいかわからない

　「Excel を上手に使いこなせないため、分析ができない」と思っている方が意外と多いのですが、そうではありません。最も重要なのは、「何を明らかにしたいか」と分析目的を明確にすることです。分析のスキルは後からついてきます。

　また、どこから手をつけてよいかわからない時に考えられる原因として、「分析目的が壮大」ということがあります。私たちがデータ分析の相談を受ける際、分析目的が「看護の質を評価したいんです」「入退院支援の効果を評価したいんです」といったように、1 つの分析では解決できないような壮大な分析目的を掲げているケースが見受けられます。分析目的が壮大になっていないか、より具体的にできないかを考えてみるとよいでしょう。

　✓ データを集めてみたものの、問題解決につながる分析結果が見出せない

　「何を明らかにしたいか」が明確になっていないのにデータを集めると、このような苦しみに直面します。データ分析の手法の中には、膨大なデータから何かを導き出すという方法もありますが、臨床業務を主としている看護師が行うには、その方法は少しそぐわないと思います。まずは、「何を明らかにしたいか」という分析目的を明確にし、それに適したデータを集めることが正攻法です。

　✓ とりあえず、集計して図表を作成したものの、何を示せているのかわからない

　なんとなくきれいな図表を作成しただけでは集計したにすぎず、分析したことにはなりません。問題解決や意思決定につながる結論が導き出せてはじめて分析したことになります。そのためには、まずは、「何を明らかにしたい

か」「そのために必要なデータは何か」を明確にしてから、図表を作成します。

　このようなお悩みを解決すべく、本書では、臨床的疑問からデータ収集・分析、結果の解釈、改善策を導き出す一連の流れ（Chapter Ⅰ・Ⅲ）、ならびに、数字の読み方や代表的な基本統計量（Chapter Ⅱ）を学ぶことができます。

本書の活用にあたって

　本書は、データ分析に取り掛かる段階から改善活動までを6ステップでお伝えします。各Chapterで扱う範囲は、下記の通りです。

Chapter	データ分析に取り掛かる段階から改善活動まで					
	❶思考の整理	❷分析計画の立案	❸分析の実施	❹分析結果の解釈	❺改善策の提案	❻改善活動評価のための継続的なモニタリング方法の検討
Chapter Ⅰ	◎	◎	◎	◎	○	○
Chapter Ⅱ			◎	◎		
Chapter Ⅲ	◎	◎	◎	◎	○	○

　「Chapter Ⅰ　データ分析を行うために『必要な思考』　6ステップで考える」では、データ分析に基づく看護マネジメント・質改善を行うための基本的な流れを説明します。前述した通り、最も重要なのは、「何を明らかにしたいか」です。言い換えると、提供している看護をどのように数字で表現したいかです。そのためには、臨床的疑問を問題提起の形にし、何にフォーカスするか、何を計測するかを決めていく「❶思考の整理」が必要になります。

次に、「❷分析計画の立案」「❸分析の実施」を、続けて「❹分析結果の解釈」を行い、数字が何を示しているのか、示された数字をどう捉えるのか、そして臨床的な判断を加味して「❺改善策の提案」を検討します。最後に、「❻改善活動評価のための継続的なモニタリング方法の検討」へとつなげていきます。一連のプロセスを構成する、6つのステップを説明します。

「Chapter Ⅱ　データ分析を行う前におさえておきたい『データの見方・捉え方』」では、データ分析の結果の"数字"が何を示しているのかを読み解くために必要な基本的知識を説明します。小・中学校で習った算数や数学の知識で数字を正しく丁寧に読み取ると見えてくることを、医療に関連したデータを例に示します。加えて、各項目の最後には問題（統計検定3・4級の問題を参考に作成）を設けています。「こういう時って折れ線グラフは使わないのか」「これってそもそも比較すべきものではないんだ」といった具合に、これまで何となく使っていた数字への認識を新たにし、臨床活動に活用していただくことを目指します。

「Chapter Ⅲ　事例で学ぶ　臨床的疑問から改善策立案までの一連のプロセス」では、Chapter Ⅰ・Ⅱの学びをもとに、日常の看護の現場で湧き上がる臨床的な疑問について、最終的な質改善活動とその評価に至るまでの流れ（6ステップ）を、事例を用いて説明します。

なお、Chapter ⅠとⅢにおいて、「❸分析の実施」では、Excelの画面等を用いての詳細な解説はしていません。統計や個々のソフトウェアの使用方法は、すでに多くの書籍が発刊されていますので、それらを参考にしてくだ

さい。

　また、「❺改善策の提案」「❻改善活動評価のための継続的なモニタリング方法の検討」では、個々の病院の背景・状況によって改善策やモニタリング方法が異なりますので、あくまで一例を記しています。

　本書を読み終えた後、数字やデータ分析への苦手意識が少し和らぎ、「私たちが提供している看護の何かをデータで示してみよう」と思っていただけたら幸いです。

　最後になりますが、本書をまとめるにあたり、細部にわたり著者を支援してくださった染谷美有紀さんをはじめとする医学書院の皆さまに心より感謝申し上げます。

2024年8月

著者を代表して
森脇睦子

目次

Chapter I データ分析を行うために「必要な思考」6ステップで考える ●林田賢史

1-1 データ分析に基づく看護マネジメント・質改善を行うために | 2
医療・看護界を取り巻く環境の変化 | 2
優れた看護管理者はデータ分析をマネジメントにどのように活かしているのか？ | 3
データ分析のプロセス | 4
分析実施前の計画段階の重要性 | 5

1-2 データ分析から改善活動まで：はじめに | 7

1-3 データ分析から改善活動まで：ステップ❶ 思考の整理 | 9
データ分析の「目的」と「問い」を抽象的なイメージから具体的な表現に変換する | 9
具体的で分析可能な「問い」にするために | 10

1-4 データ分析から改善活動まで：ステップ❷ 分析計画の立案 | 15
対象期間や対象者の確定 | 15
分析で使用するデータの確定 | 15
　1──データ項目（変数や指標）の確定 | 15
　2──データソースの確定 | 16
分析方法（表・グラフ化、統計検定など）の確定 | 18
　1──データ全体の特徴を把握するために単純に記述する分析 | 20
　2──分析目的（事実確認や原因解明）達成のために実施する分析 | 20
　3──使用するグラフの選択方法 | 22
　4──使用する統計検定方法の選択方法 | 22

viii

1-5 データ分析から改善活動まで：ステップ❸ 分析の実施 | 25

分析の手順 | 25
- 1――データの入手 | 25
- 2――表計算、統計ソフトの実行 | 26

分析を実施する際の留意点 | 27
- 1――分析データの前処理 | 27
- 2――分析方法の調整（再検討）| 30

1-6 データ分析から改善活動まで：ステップ❹ 分析結果の解釈 | 34

解釈の手順 | 34
- 1――結果（の値）の信用度についての検証 | 34
- 2――結果から読み取れる傾向についての理解 | 35
- 3――結果の本質的意味の理解 | 35

解釈における留意点 | 36
- 1――比較の重要性と比較妥当性の担保 | 36
- 2――数値の意味するところの理解 | 38
- 3――実質的な影響度の検討 | 39
- 4――客観的で公平な判断 | 40

1-7 データ分析から改善活動まで：ステップ❺ 改善策の提案 | 42

1-8 データ分析から改善活動まで：ステップ❻ 改善活動評価のための継続的なモニタリング方法の検討 | 45

1-9 データ分析から改善活動まで：まとめ | 46

1-10 ワーク：疑問を分析できる形に整理しよう | 48

Chapter II データ分析を行う前におさえておきたい「データの見方・捉え方」
◉森脇睦子・林田賢史・梯 正之

2-1 データの種類 | 60
質的変数と量的変数 | 60
連続変数と離散変数 | 61
1次データと2次データ | 62
問題 | 63

2-2 統計グラフ | 65
グラフによるデータの集約 | 65
1——数量の大小や時間的な変化を示すグラフ | 65
2——割合を示すグラフ | 66
3——積み上げ棒グラフ | 67
4——複合グラフ | 68
誤解を招きやすいグラフ表現 | 69
問題 | 70

2-3 データの集計 ❶度数分布表 | 73
度数分布表で全体像が把握できる | 73
度数分布表に関連する用語をおさえよう | 76
問題 | 77

2-4 データの集計 ❷ヒストグラム | 78
ヒストグラムとは | 78
ヒストグラムの形状 | 79
ヒストグラムからわかること | 83
問題 | 83

2-5 データの要約 ❶代表値 | 85

平均値 | 85
中央値 | 86
最頻値 | 87
3つの代表値の関係 | 87
📝問題 | 88

2-6 データの要約 ❷箱ひげ図 | 90

箱ひげ図で用いる用語 | 90
箱ひげ図でわかること | 91
箱ひげ図を使う時の注意点 | 92
📝問題 | 92

2-7 2変量のデータ | 94

単純集計とクロス集計 | 94
クロス集計表 | 95
クロス集計におけるポイント | 98
　1──可能な限り度数と割合の両方で結果を表示する | 98
　2──その条件に合致する度数を一定程度確保する必要がある | 99
📝問題 | 100

2-8 時系列データの基本的な見方 | 101

時系列データとは | 101
時系列データを用いたトレンド把握方法の実際 | 102
　1──各時点のそのままの数値を表現することで
　　　トレンドを把握する場合 | 102
　2──基準時点の値との比較でトレンドを把握する場合 | 102
　3──各時点のそのままの値、基準時点との比較値、
　　　どちらを用いるのか | 107
　4──基準時点をどのように設定するか | 108

時系列データを用いたトレンド把握における留意点
――移動平均とは │109
▶問題 │110

2-9 標本調査 │112
母集団と標本 │112
全数調査と標本調査 │113
標本誤差と無作為抽出 │114
▶問題 │116

2-10 総合テスト │118

Chapter III 事例で学ぶ臨床的疑問から改善策立案までの一連のプロセス ●森脇睦子

事例1 入退院支援のスクリーニングに関する実態調査 │124

ステップ❶ 思考の整理 │124
　1――臨床的疑問点を問題提起の形にする │124
　2――何にフォーカスするか――分析の目的を明確化する │127
　3――何を計測するかを決める │129

ステップ❷ 分析計画の立案 │130
　1――分析の対象期間と対象者を決める │130
　2――変数とデータソースの決定 │131
　3――分析方法 │132

ステップ❸ 分析の実施 │133

ステップ❹ 分析結果の解釈 | 133
　1──数字が何を示しているのか | 133
　2──示された数値をどう捉えるのか | 137

ステップ❺ 改善策の提案 | 138

ステップ❻ 改善活動評価のための
　　　　　継続的なモニタリング方法の検討 | 140

まとめ：実態把握はできていますか | 141

事例2　COVID-19 感染拡大期の忙しさと患者像の可視化 | 142

ステップ❶ 思考の整理 | 142
　1──臨床的疑問点を問題提起の形にする | 142
　2──何にフォーカスするか──分析の目的を明確化する | 144
　3──何を計測するかを決める | 145

ステップ❷ 分析計画の立案 | 147
　1──変数とデータソースの決定 | 147
　2──分析の対象期間と対象者を決める | 147
　3──分析方法 | 148

ステップ❸ 分析の実施 | 150

ステップ❹ 分析結果の解釈 | 150
　1──数字が何を示しているのか | 150
　2──示された数値をどう捉えるのか | 157
　3──この分析の強みと限界 | 157

ステップ❺ 改善策の提案 | 160

ステップ❻ 改善活動評価のための
　　　　　継続的なモニタリング方法の検討 | 160

まとめ：感覚的・経験的な印象を数値で確認する | 161

Column

▶外れ値や欠損値への対応方法（アドバンスト編）●林田賢史│33
▶分析結果と持論●森脇睦子│41
▶算数・数学的思考に慣れよう│55
▶データの粒│56
▶公表データも活用してみよう│117
▶データに基づく意思決定をしている姿をスタッフに見せる│165
▶「実践家」と「分析屋」が協同する体制を夢見て│166

問題の解答・解説│169
引用・参考文献│174
おわりに│176

索引│178

ブックデザイン●デザインワークショップジン

Chapter

I

データ分析を行うために「必要な思考」
6ステップで考える

　わが国の医療・看護界を取り巻く環境は、少子高齢化や経済の長期低迷、医療技術の飛躍的な進歩等により、大きく変化しています。そのため、高いレベルの看護サービスを提供するためには、根拠に基づいた看護マネジメントが必要となっています。その際、データや数値という根拠に基づいた議論がより重要です。しかし、これは「統計学」について詳しければ対応できるわけではありません。データ分析・活用のフレームワーク（思考の枠組み）を身につけておくことが大切です。

　本章では、データ分析に基づく看護マネジメント・質改善を行うために必要なフレームワークについて紹介します。

1-1 データ分析に基づく看護マネジメント・質改善を行うために

医療・看護界を取り巻く環境の変化

　少子高齢化や経済の長期低迷、医療技術の飛躍的な進歩等により、わが国の医療・看護界を取り巻く環境は、大きく変化しています（**図1-1**）。需要面において、医療・介護ニーズの複雑化、多様化、複合化が起こっている一方、その需要を支える資源（人的パワーや財源）は減少しています。そのため、医療・介護業界の効率化や生産性向上は必須という状況です。そこで近年、利用可能な医療資源の減少に対応できるように、医療や介護の制度に関するさまざまな改革や、医療従事者による自助努力が求められています。看護管理者も、経営面に貢献しつつ、質の高い看護サービスを提供できるよう、根拠（エビデンス）に基づいた看護マネジメントが求められています。

図1-1 | 医療・看護界を取り巻く環境の変化

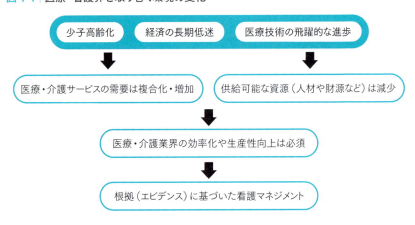

優れた看護管理者はデータ分析をマネジメントにどのように活かしているのか?

　看護の質と経営の質の両方を担保しながら高いレベルの看護サービスを提供するためには、根拠に基づいた看護マネジメントが必要です。感覚や雰囲気で物事を的確に捉えたり伝えたりするのは非常に難しく、将来を見通したマネジメントを適切に行うためには、データや数値という根拠に基づいた議論がより必要になります。データや数値は皆で共有できる共通のコミュニケーションツール（コミュニケーション言語）になりうるからです（**図 1-2**）。

　そのため、優れた看護管理者は、大量のデータの中から、目的に応じて適切にデータを選択し、解釈・整理し、理解できるように加工し、提示するといった作業を行っています。これは一言で言うと、データ分析のスキルといえるでしょう。しかし、これは「統計学」について詳しければ大丈夫だというわけではありません。むしろ、データ分析・活用のフレームワーク（思考の枠組み）を身につけておくことが重要です（**図 1-3**）。

図 1-2 | エビデンスに基づいた看護マネジメント

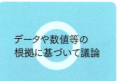

図 1-3 | データ分析・活用に必要なもの

△「統計学」についての知識

◎「データ分析・活用のフレームワーク」についての理解

データ分析のプロセス

　データ分析には、多くの場面において使える万能な方法はありません。そして、実施した分析方法が正しかったのかどうかは、分析結果から必ずしもわかるというわけではありません。分析方法が正しかったかどうかは、「分析結果」からではなく、「どういうプロセスで分析を実施したのか」から判断できます。

　データ分析は、大きく以下の3つのフェーズ（段階）で構成されます（図1-4）。

> Ⅰ．分析実施前の計画段階
> Ⅱ．分析実施段階
> Ⅲ．分析結果の活用段階

　「Ⅰ．分析実施前の計画段階」では、論理的な思考に基づいて分析の目的や問いを設定し、その問いに答えを出せるような具体的な分析計画を立案します。したがって、基本的には考えて、考えて、考え抜く作業です。

　「Ⅱ．分析実施段階」では、立案した分析計画にしたがって、集計や統計解

図1-4｜データ分析（利活用）のプロセス

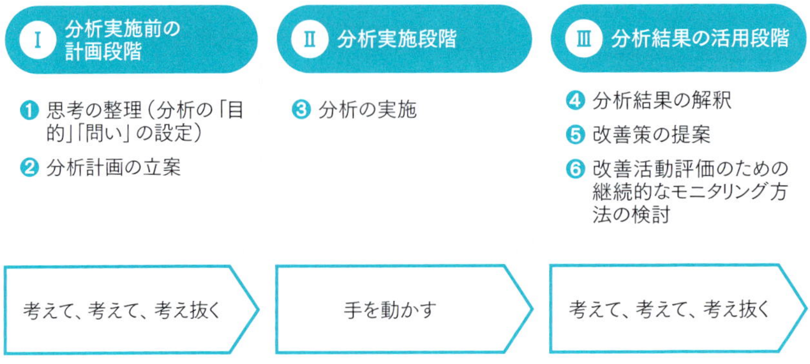

Ⅰ 分析実施前の計画段階
❶ 思考の整理（分析の「目的」「問い」の設定）
❷ 分析計画の立案

Ⅱ 分析実施段階
❸ 分析の実施

Ⅲ 分析結果の活用段階
❹ 分析結果の解釈
❺ 改善策の提案
❻ 改善活動評価のための継続的なモニタリング方法の検討

考えて、考えて、考え抜く → 手を動かす → 考えて、考えて、考え抜く

＊❶～❻の6ステップの詳細は、図1-6（p.8）を参照

析等を実施します。主に手を動かす作業です。

「Ⅲ．分析結果の活用段階」では、分析結果を中立・客観的に評価・解釈し、改善策の提案やモニタリングを行います。分析結果の解釈も、考えて、考えて、考え抜く作業であり、改善策の提案やモニタリングは主に手を動かす作業です。

この中で大切なのは、「Ⅱ．分析実施段階」の作業ではなく、前後の「Ⅰ．分析実施前の計画段階」や「Ⅲ．分析結果の活用段階」の作業だと筆者は考えています。というのも、具体的な分析の実施は、データハンドリングやソフトウェアの使い方に精通した経営企画部門等のスタッフに任せることができますが、前後の作業は現場の課題を解きほぐすプロセスになるため、やはり看護職でなければできないからです。

分析実施前の計画段階の重要性

データ分析の失敗の多くは、(a) データ分析の「目的」や「問い」の設定、(b) データ選択、の２つのどちらか、あるいは両方の失敗によって起こっています（図 1-5）。どんなに難しい統計手法を用い、かつ、それを可能と

図 1-5 | データ分析における失敗を避けるために

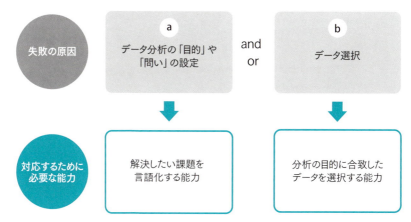

する高度なソフトウェアを駆使したとしても、実行前後の作業の質が悪ければ、価値のある分析結果には到達しません。データ分析において多くの人が陥る誤りとして、答えを導き出すためのツールやスキルの習得は重視しますが、「目的」や「問い」について考え抜いたり適切なデータを選択したりする能力を身につける必要性については、あまり重要視していないと感じます。

　分析の「目的」や「問い」を適切に設定できるようになるためには、解決したい課題を言語化する能力が必要です。具体的には、「頭の中で考えたり感じたりしている課題を、相手が理解しやすいような言葉に変換して伝える力」です。

　また、適切にデータを選択できるようになるためには、データ分析の目的に合致したデータを選択する能力が必要です。データ分析にあたり、利用可能なデータにはどのようなものがあるのか、それらのデータにはそれぞれどのような特徴があるのか、さらに、利用可能なデータがない場合はどのようにして入手できるのか、などを理解しておく必要があります。

　もちろん、分析結果の活用段階も重要です。間違った解釈は間違った意思決定につながるおそれがあるためです。誤った解釈を避けるためには、現場感覚に沿っているかの確認も必要ですし、たとえ想定していた結果と違っていたとしてもその結果を素直に受け入れることが必要です。

1-2

データ分析から改善活動まで：
はじめに

　臨床現場において、「何か新しい試みをやりたい！」あるいは「今やっているケアや環境等を改善したい！」という場合には、「それでコストが下がるのか？」「質が向上するのか？」「診療報酬増加につながるのか？」といったことを説明する必要が生じます。

　そのため、現状の事実確認（そもそも問題は生じているのか、生じているとしたらどこに生じているのか）や、原因究明（問題の原因はどこにあって、それは何か）のためのデータ分析が必要となります。また、何らかの改善策を実施している場合には、モニタリング（実施している改善策が有効に機能しているのか）のためのデータ分析が必要です。「イメージ」や「感覚」によるコミュニケーションでは、病院幹部や他職種はもとより、同じ部署のスタッフらとさえ現状を共有し理解し合うのは難しいためです。データ分析を通じて、問題の事実確認、改善策立案のための原因解明、実施している改善策の効果判定（監視）を行い、質改善やマネジメントを実現することになります。

　それではデータ分析にとりかかる段階から改善活動までの実際は、どのような流れになるのでしょうか？　データ分析から改善活動の開始に至るまでの主な流れは、下記の6ステップになります（図1-6 ☞p.8）。

> ❶思考の整理→❷分析計画の立案→❸分析の実施→❹分析結果の解釈→❺改善策の提案→❻改善活動評価のための継続的なモニタリング方法の検討

　もちろん、❶から❻までが必ずしも一方向に進むというわけではありません。結果を解釈する中で再度分析に戻るなど、前のステップに戻るというこ

図 1-6 | データ分析に取り掛かる段階から改善活動までの 6 ステップ

① 思考の整理
明らかにしようとしている事柄について、抽象的なイメージを具体的(客観的)な表現に変換する

② 分析計画の立案
1 対象期間や対象者の確定
2 分析で使用するデータの確定
3 分析方法(表やグラフ化、統計検定など)の確定

③ 分析の実施
1 分析で用いるデータの入手
2 表計算ソフトや統計ソフトによる分析の実行

④ 分析結果の解釈
1 結果(の値)の信用度についての検証
2 結果から読み取れる傾向についての理解
3 結果の本質的意味の理解

⑤ 改善策の提案
具体的な行動変容や意思決定ができるような改善策を実現可能性なども考慮して提案する

⑥ 改善活動評価のための継続的なモニタリング方法の検討
改善活動を評価するための継続的なモニタリング方法(枠組み)を検討する

(森脇 睦子:データ分析から質改善活動に至る一連の流れ—日常の看護活動から湧き出る疑問を数字で表現しよう. 看護管理 32(6),462-464,2022.を一部改変)

とはよくあることです。そして、この中の❶思考の整理と❷分析計画の立案は、前述の**図 1-4** ☞p.4 の「Ⅰ．分析実施前の計画段階」に、❸分析の実施は「Ⅱ．分析実施段階」に、❹分析結果の解釈と❺改善策の提案と❻改善活動評価のための継続的なモニタリング方法の検討は「Ⅲ．分析結果の活用段階」の作業に相当します。それでは、各ステップで実施する作業について、さらに詳しく見てみましょう。

1-3

データ分析から改善活動まで：
ステップ❶ 思考の整理

> データ分析の「目的」と「問い」を抽象的なイメージから
> 具体的な表現に変換する

　思考の整理とは、明らかにしたい事柄について、頭の中にある抽象的なイメージを具体的（客観的）な表現に変換する作業です。つまり、改善すべきだと思っている課題や問題（問題意識）をデータ分析可能な形になるまで思考を整理する（捉え直す）作業になります。そのためには、明らかにする必要がある「問い」について徹底的に考える必要があります。実際に分析に取り掛かる際、「問い」が明確でなければ、具体的な分析作業には取り掛かれません。「問い」を具体的かつ分析実施可能な形（内容・現象）に落とし込む必要があります。これはデータ分析の「目的」を明確にするということであり、どういうことを明らかにすればその「問い」に答えたことになるのかをしっかり考える必要があります。この作業はこの後に続く実際のデータ分析作業の出来に大きく関わってきますので、非常に重要な作業となります。データ分析によって得られる成果は、「目的」や「問い」をいかに明確にできるかに大きく左右されます。この思考の整理がデータ分析の「肝」と言っても間違いありませんので、心して取り組んでください。

　それでは少し例を出しながら考えていきます。例えば、「病棟のスタッフが忙しくて大変そう。特に夜勤明けはつらそうにしている。まずは夜勤帯の忙しさをなんとかしたい！」と考えたとします。その際、「夜勤帯の看護業務は忙しくて大変だということを、上層部に伝えることで、夜勤の増員をお願いしてみよう」という情に訴えるような対応では状況の改善にはおそらくつ

ながりません。状況を改善するためには、病棟の夜勤帯の忙しさの原因について客観的にわかるようにして、その原因を取り除く必要があります（状況によっては増員しか対応方法がないかもしれませんが……）。そうすることで夜勤の大変さをなんとか軽減できるわけです。したがって、データ分析の「目的」は「夜勤帯に病棟が忙しい原因について明らかにすること」であり、「問い」は「夜勤帯に病棟が忙しい原因は何か」ということになります。

データ分析の「目的」とは、何かしら明らかにしたいと考えている事柄（「問い」）を明らかにする、つまり、問いの答えを導くことになります。したがって、「問い」とは明らかにしたい事柄と言えます。ただし、何について、どのように答えればこの「問い」に答えたことになるのか、イメージ（想像）しやすい「問い」にまで落とし込んではじめて、具体的で分析可能な「問い」になります。

先ほどの「夜勤帯に病棟が忙しい原因は何か」という「問い」のままだと、"忙しい"という言葉が、あまりにも漠然としすぎています。忙しいとはどのような状態なのか曖昧です。また、「原因」というのも幅広い内容を含み、漠然とした表現です。今回の事例のような「原因究明」がデータ分析の目的の場合、やみくもにデータ分析を実施するわけにはいきませんので、原因として考えられる候補、つまり何らかの仮説が必要となります。そのため、いざデータを用いて分析しようとしても、この曖昧な「問い」のままではどうすればよいかわからなくなります。

具体的で分析可能な「問い」にするために

「問い」を具体的かつ分析可能にするためには、「(イメージとして捉えている) 抽象的だったり感覚的だったりする言葉や用語を他の人にも伝わるようにキーワード等を盛り込みながら言語化する（言語化）、あるいは具体的な現象（現実の出来事やありさま）として捉え直す（現象への変換）」作業が必要です（図 1-7）。

その際、「現象と利用可能な情報源（データソース）のデータ項目とを対応

図 1-7 | 「問い」を具体的かつ分析可能にするためのポイント

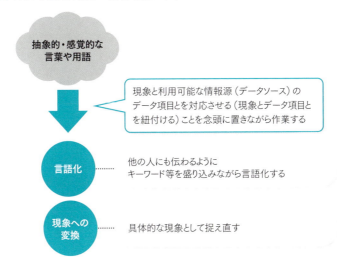

させる（現象とデータ項目とを紐付ける）」ことを念頭において作業することも重要です。可能な限り具体的なキーワードを盛り込みながら「問い」を洗練させていくことで、それが可能となります。具体的なキーワードを盛り込むことで、どのデータソースのどのデータ項目を利用したらよいかの当たりを付けることができるようになるためです。

ただ、データ分析作業に慣れていないうちは、実際のデータ項目との対応付け作業を視野に入れながらの作業を難しいと感じると思います。しかし、回数を重ねることで徐々にできるようになってきますので安心してください。まずは課題や問題点に関連するような現象を、さまざまな角度から複数盛り込むことに注意を払いながらこの作業をやるとよいと思います。

それでは今回の事例に戻って考えてみましょう。今回の事例では、下記の2つを整理する必要があります。

1. 「忙しい」をどのような客観的な現象（データ）として捉えるか
2. 「原因」の候補について考え、さらにそれをどのような客観的な現象（データ）として捉えるか

まず、「1.『忙しい』をどのような客観的な現象（データ）として捉えるか」——"忙しい"を分析可能な現象に変換してみましょう。忙しいかどうかはどのような現象を把握すればわかるでしょうか？　これを考える際には、「忙しいと、どうなるのか？」、つまり「忙しいとその結果、どういう出来事が起こるのか？」という切り口から考えるとよいと思います（分析の目的によっては、「忙しいとは、どういうありさまなのか？」という切り口がよい場合もあります）。「忙しい」に関連して起こる具体的な現象をさまざまな角度から捉えるというわけです。

　まず、簡単に思いつくのは、

　「a．忙しいとその結果、仕事が時間内に終わらず超過勤務が発生する」です。ということは、超過勤務の発生状況を見る（分析する）ことで、忙しいかどうか判断することができるということになります。その他には、

　「b．忙しいとその結果、休憩時間を取ることができなくなる」もあるでしょう。この場合は、きちんと休憩時間を取ることができたかどうかを分析することで、忙しいかどうかを判断できます。また、

　「c．忙しいと予定や想定されている時間に業務が実施できなくなる」もあります。例えば、本来2時間おきに体位変換すべきところを少し遅れて体位変換を行っていたり、本来実施すべき夜間巡視の時間より遅れて巡視していたり、実施からかなり経過してから処置等の実施記録が行われていたりと、別の重要な業務があったときに優先度がそれより低い業務は予定や想定されている時間より遅れて実施される可能性があるからです。このあたりになると「忙しいと、どうなるのか？」の現象としては、関連性が少し弱い感じもありますが、いずれにしてもこれらすべては、"忙しい"を客観的に把握できる現象であることに間違いありません。おそらく他の病棟の看護師や他の職種等に、「うちの病棟、忙しいんだよね」と言っても、なんとなく感覚的にしか伝わらないと思いますが、「超過勤務が増えた」や「休憩時間が取れなかった」というように表現すると、忙しいという状況がより具体的に伝わり、理解してもらえると思います。特に、これらの現象はいずれも「超過勤務時間」や「休憩時間取得の可否や休憩を取れた場合の具体的な時間」といった数値等の指標を用いて定量的に把握できる現象ですので、客観性の高い現象

と言えます。

ただし、これら a～c の現象の中で、この作業のポイントの 1 つである「現象と利用可能なデータソースのデータ項目とを対応させる」ことが容易な現象とそうではない現象があります。

「a. 忙しいとその結果、仕事が時間内に終わらず超過勤務が発生する」

「超過勤務」という現象は、利用可能なデータソースのデータ項目と紐付けることが非常に容易な現象で、人事管理上必ず把握できている情報です。

「b. 忙しいとその結果、休憩時間を取ることができなくなる」

休憩時間が確保できたかどうかや、その具体的な時間の収集自体はそれほど難しくないと思いますが、すでに利用可能な情報としては収集されていないことが多いと思います。実際に分析に使おうと思うと、新たに収集する必要がある分、データ分析のハードルが少し上がります。

「c. 忙しいと予定や想定されている時間に業務が実施できなくなる」

業務が予定や想定されている時間より遅く実施されているかどうかは、看護記録等の実施時間（電子カルテの場合は、実施の操作を行った時間）と本来実施されるはずの時間との差という形で把握できると思います。しかし、これは複雑なデータ処理が発生する上、手間暇もかかる作業になりますので、このデータを分析に用いようとするとかなりハードルが上がります。

それでは次に、もう 1 つの整理すべき内容である、「2.『原因』の候補について考え、さらにそれをどのような客観的な現象（データ）として捉えるか」☞p.11 についてです。忙しい「原因」の候補について考え、さらにそれを客観的な現象として捉えてみましょう。これは忙しい時とは、どのような時なのかを考えるとわかりやすいと思います。先ほどの「忙しい」を言語化する際、「忙しいとその結果、どういう現象が起こるのか？」という視点から考えましたが、今度は「忙しい時は、どういう現象が起こっている（起こった）時なのか？」を考えるとよいでしょう。基本的には忙しい場面を思い出して

イメージしたり、具体的なエピソードを掘り下げたりするということです。「夜間の緊急入院が多かった」「早朝の採血が多かった」「手術予定の患者が多かった」「重症患者が多かった」等のさまざまな場合があるはずです。ちなみに原因を考える際には、現象と紐付けながら考えることがほとんどだと思いますので、「忙しい」を客観的な現象として捉えられていることが多いと思います。もちろん、最後の例のように「重症患者が多かった」というような曖昧な表現の場合もあります。そのような場合には、「重症患者」というイメージを客観的な現象として捉えるよう変換する必要があります。例えば重症患者が多いと、点滴の交換やバイタルサインのチェックの回数が多いなどが挙げられると思います。また、先ほどの「1.『忙しい』をどのような客観的な現象（データ）として捉えるか」と同様に、この原因の現象を考える際にも、「現象と利用可能なデータソースのデータ項目とを対応させる」ことが容易な現象とそうではない現象がありますので、その点には留意が必要です。

　これらの作業を実施することで、最初の「問い」である「夜勤帯に病棟が忙しい原因は何か」は、例えば「夜勤帯の超過勤務が多い日は、夜間の緊急入院、早朝の採血、手術予定の患者が多いのか」という具体的で分析可能な「問い」（少なくとも具体的で分析可能と考えられる「問い」）になります。

1-4

データ分析から改善活動まで：
ステップ❷ 分析計画の立案

　分析計画の立案では、利用可能なデータを用いて実際に分析できるように、分析方法〔分析対象期間や対象者、データ項目（変数）や情報源、集計等の方法（表やグラフ化、統計検定など）〕を決定します。具体的には、前項「データ分析から改善活動まで：ステップ❶思考の整理」☞p.9 で行った<u>言語化において用いたキーワード等を、利用可能なデータソースの中にあるどのデータ項目と対応させるのか（分析で使用するデータの確定）、またそれらを用いてどのように表現するのか（どのような表・グラフや統計検定として見せるのか）</u>を考える作業になります。これは分析実施の段階で実際に使用するデータ項目と分析方法を確定するための作業になります。

対象期間や対象者の確定

　どの期間のどの人について分析するかを確定します。

分析で使用するデータの確定

　分析に用いるデータ項目（変数や指標）とその情報源（未収集で、カルテ調査や質問紙調査が新たに必要になる場合もあります）を確定します。

1──データ項目（変数や指標）の確定

　データ項目を確定する作業は、前段の言語化作業がうまく実施できていれ

015

ば比較的簡単な作業になります。それぞれの現象に対応するデータ項目（指標）が具体的にイメージできているためです。

前項では、「忙しい」を表現するため、「夜間帯の超過勤務時間」という現象を設定しました☞p.14 が、これは「夜勤の超過勤務時間数」というデータ項目にあたります。また、「夜間の緊急入院」という現象は「夜間の緊急入院患者数」というデータ項目に、「早朝の採血」という現象は「早朝の採血回数」というデータ項目に、そして「手術予定の患者」という現象は「手術予定の患者数」というデータ項目になります。いずれにしても、言語化がうまく実施できていれば現象と対応するデータ項目の確定は容易です。

2——データソースの確定

データソースの確定（どのデータソースのデータ項目を用いるか）は、既存データを使用する場合に必要な作業となりますが、その確定においては、データの特徴を念頭において検討する必要があります。データの特徴には、例えば下記があります。

- アクセスの違い：病院職員であれば誰でもアクセスできるようなデータなのか、システム部門のスタッフしかアクセスできないようなデータなのか
- 形式の違い：ある一定の決まった形式（標準化された項目や様式）で作成されているデータなのか、そうでないのか
- 型の違い：データは数値データなのか、文字（文章）データなのか（既存データを使用する時だけではなく、新規でデータを収集する時にも留意すべき違いです）

このようなデータの特徴は、具体的な集計方法に大きな影響を与えます。使用するデータと集計・分析方法は密接な関係がありますので、集計方法も念頭に置きながらデータを確定（あるいは収集）していく必要があります。逆に、集計や分析方法を確定する際には、それぞれの特徴を踏まえた上で確定していくことが重要とも言えます。

それでは、これらデータの特徴を踏まえた上で今回の分析で用いるデータ

ソースの候補を考え、その中のどのデータソースにするかを確定（実際のデータを見た後に変更する可能性がありますので、正確には仮確定）していきましょう。

「夜勤の超過勤務時間数」ですが、これは人事・労務管理関係のデータソースと看護勤務管理システムのデータソースが候補になると思います。機密性が高いので病院の許可を得られることが前提ですが、人事・労務管理関係のデータソースを選択する可能性が高いと思います。「超過勤務時間数」は人事・労務管理関係のデータソースに必ず存在するデータです。また、2次データとはいえ、今回の分析にそのまま使える形に整理されたデータになっている可能性が高いですし、ほぼ間違いなく電子化されたデータであるためです。したがって、比較的容易にデータソースが確定できると思います。

次の「夜間の緊急入院患者数」ですが、これは病棟管理日誌が候補になると思います。病棟管理日誌には必ず存在するデータだからです。また、「早朝の採血回数」というデータは、診療記録のオーダーや実施記録の採血に関するデータが候補になるでしょうし、「手術予定の患者数」についても診療記録の手術に関するデータが候補になると思います。ただし、手術患者数に関するデータについては、診療記録だけではなく他にも多くの候補となるデータソースがあります。例えば、手術室の手術台帳や診療報酬請求データ（診療報酬請求明細書）などです。したがって、「手術予定の患者数」のデータソースについては、データ分析の目的が達成できるように、データの入手しやすさ、媒体、作成ルールの違いによる正確性の違い等を考慮しながら選択することになります。いずれにしても、どのデータソースの、どのデータ項目と対応させるかの作業は、言語化の作業の質が高ければ、スムーズに進むはずですので、言語化作業の出来に大きく依存することになります。

そのため、もしこの作業がスムーズに進まない場合はその原因として、①「言語化」作業が不十分である、②利用可能なデータをきちんと把握できていない、③そもそも、そのようなデータ項目が利用可能なデータとして存在しない、などが考えられます。

「言語化（現象への変換）」作業が不十分であれば、当然、前のステップで

ある「言語化」作業に戻る必要があります。対応するデータ項目が具体的にイメージできるまで言語化を洗練させてください。

　利用可能なデータを把握できていない場合は、まずはそのデータを管理していると思われる部署等に問い合わせることになります。一般的なデータであれば、事務部門やシステム部門が病院内のデータ全体について詳しいと思いますので、それらの部門が問い合わせ先の候補となりえます。また薬剤や医療安全等の特殊な部門に関連するようなデータであれば、該当する部門（薬剤部や医療の質・安全管理部等）が問い合わせ先の候補となりえます。そして、今後のために少しずつ病院内のデータソースに詳しくなることが重要です。データ分析の下準備として、どの部門にどのようなデータ項目があるのかといった利用可能なデータのリスト化にも、ぜひ力を入れてください。どのようなデータが病院内にあるのかについて理解しておくことは、データ項目と対応させる作業の重要なポイントの１つです。分析を始めたばかりの頃は難しいとは思いますが、いろいろな分析を実施していく中で、あるいは事務部門やシステム部門等に協力してもらう中で、利用可能なデータ項目を順次整理してください。

　カルテ調査や質問紙調査のように新たにデータを取得する場合は、データ分析の目的を踏まえて、そのデータ項目がどの程度重要なのかと、収集にかかるコスト（労力、時間、お金等）とのバランスから、収集するかどうかを検討してください。そして、新たにデータを収集すると決定した際は、すでに院内にデータが存在する場合と同様に、データが分析における目的に合致していること、データが扱いやすいこと等の観点から収集方法を検討することになります。

分析方法（表・グラフ化、統計検定など）の確定

　集計等の分析方法（表・グラフ化、統計検定など）は、以下の２つの手順に大きく分かれます（図 1-8）。

図 1-8 | 分析の手順

データ全体の特徴を把握するために単純に記述する分析

- データ全体について
  ・単純に集計（基本統計量の算出）
  ・わかりやすいように表・グラフ化

分析目的（事実確認や原因解明）達成のために実施する分析

- 改善策立案のための具体的な原因解明
- 改善策の効果検証のモニタリングも含めた現状確認
- さまざまな切り口からグラフを用いて視覚化あるいは統計的に検定

> 1. データ全体の特徴を把握するために単純に記述する分析
> 2. 分析目的（事実確認や原因解明）達成のために実施する分析

　最初の手順は、データ全体の特徴を把握するための分析です。データ全体に対して、単純集計を実施したり、表・グラフで表現したりすることで、全体の状況や雰囲気を記述するものです。実際に明らかにしたい内容（分析目的の実現）に取り掛かる前の基本分析のようなものです。その作業が終わってはじめて、次の手順である明らかにしたい内容（分析目的）に沿った分析に取り掛かります。事実確認や問題の原因解明のための分析です。

　分析におけるよくある失敗例として、上記の「2. 分析目的を達成するための分析」を早くしたい（結果を早く知りたい）という思いから、「1. 単純に記述する分析」をスキップしてしまうことがあります。データ全体の特徴を捉えることは、原因解明のための分析の結果に影響を与えるような特殊な値の存在がないかを確認できる材料の1つとなったり、原因となる要素の"当たり"を付けられるメリットがあります。変数が多いと作業が面倒になることもありますが、収集したデータ全体の雰囲気を掴むステップは大切にしてください。では、それぞれの分析について見ていきましょう。

1 ── データ全体の特徴を把握するために単純に記述する分析

　これは、データ全体の状況や雰囲気を把握する（特徴を捉える）ためにデータ全体について単純に記述する分析です。データ全体について単純に集計（基本統計量の算出）したり、それをわかりやすいように表・グラフで表現（記述統計）したりします（基本統計量、表・グラフに関する用語等の詳細な説明は、Chapter Ⅱ☞p.59 を参照）。データ全体を俯瞰する目的のために利用するものであり、データ全体の様子や雰囲気を、多角的に捉えることになります（そのため、分析目的の設定の仕方によっては、2つの変数を用いたクロス集計も、この手順に入る場合があります）。

　基本統計量には度数、相対度数、平均値、標準偏差、四分位数（25％タイル値、中央値、75％タイル値）、最頻値、最小値、最大値、範囲、外れ値などがあります。いずれもデータ全体の特徴を表す代表値や要約値になります。

　データ全体の傾向等を把握するためのグラフ化等については、さまざまな種類の表・グラフから、目的に応じて適切なものを選択することになります。値の個数（度数）を視覚化したいのか、それとも値のバラつきを視覚化したいのかによって、使用する表・グラフは異なるためです。具体的な方法等は、Chapter Ⅱの該当部分（主に、データの集計や要約の部分、☞pp.73〜92）を参考にしていただきたいのですが、表・グラフを用いた視覚化においては、明らかにしたい内容（目的）に応じて選択する必要がありますので、グラフについては本章でものちほど説明します☞p.22。

　データ全体を把握しやすいように要約（単純化）するということは、他の重要かもしれない情報を削ぎ落とすことになります。そのため分析や解釈の際に注意すべき点もあります。一般的な注意点については、本章でも少し触れますが、それぞれの方法における細かい留意点については、Chapter Ⅱを参考にしてください。

2 ── 分析目的（事実確認や原因解明）達成のために実施する分析

　これは、改善策立案のための具体的な原因解明、あるいは改善策の効果検

図 1-9 | 分析の切り口（主なもの）

- **数量（大きさ）** 絶対量（度数や数値そのもの）の大きさ
- **構成** 全体に対する各要素の占める程度（内訳）
- **分布** 値の集中度や散らばり具合
- **推移** 時系列的変化
- **関係性** 複数の変数間の関連や相関といった関係

証のモニタリングも含めた現状確認のため、さまざまな切り口からデータをグラフ化したり、統計的に検定したりする分析です。明らかにしたい内容（分析目的）に合わせて適切なグラフや検定方法を選択することになります。完全には区分できませんが、分析の切り口には、主に「数量（大きさ）」「構成」「分布」「推移」「関係性」があります（図 1-9）。

「数量（大きさ）」とは、ある項目の数値そのもの（絶対量の大きさ）の差や比といったものに着目した分析です。

「構成」とは、ある項目を構成する要素の割合や内訳（全体に対する各要素の占める程度）に着目した分析です。

「分布」とは、値の分布状況（値の集中度や散らばり具合等）に着目した分析です。

「推移」とは、時間の変化に対する値の推移（時系列変化）に着目した分析です。

「関係性」とは、複数の変数間での関連の有無や関係性の強さ（関連や相関）に着目した分析です。

分析では、その目的に合致するよう、これらの違いや関係性について、表・グラフでは比較や関係性を視覚化することで、また統計検定では違いや関係性を統計的に確認することよって明らかにします（図 1-10 ☞p.22）。（具体的なグラフや統計検定の選択におけるポイントについて、グラフについて

図 1-10 | 主な分析の目的

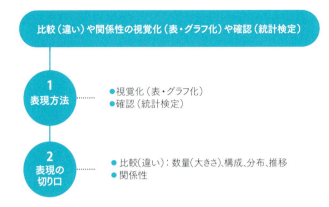

は概要を次項と Chapter Ⅱ ☞p.65 で、統計検定についてはのちほど概要のみ説明します☞pp.22〜24)。

3——使用するグラフの選択方法

　グラフにはそれぞれ特徴（適性）がありますので、研究目的とグラフの特徴とを合致させる必要があります。代表的なグラフの概要とそれぞれのような目的に適しているかについて、図1-11 にまとめました（筆者独自の判断によるものです）。また、これらのグラフを組み合わせた複合グラフもあり、1つのグラフで複数の目的を満たすこともできます。

4——使用する統計検定方法の選択方法

　「統計」と聞くと身構える方も多いかもしれませんが、誤解をおそれずに言えば、明らかにしたい目的と用いるデータ（変数）の特徴（変数のタイプや分布状況等）が決まると、統計手法はほぼ自動的に決まります。例えば、皆さんよくご存じの t 検定は、身長や体重等のような連続値の変数（データ）に関して、2つの集団で比較（平均値の差を検定）する際に用いられる統計手法です。つまり、変数のタイプが「連続変数」（Chapter Ⅱ、☞p.61）で、

図 1-11 | 代表的なグラフの概要と適した用途（ふさわしい目的）

		概要	数量	構成	分布	推移	関係性
棒グラフ		棒の長さで数量を表す	◎	○		○	
円／帯グラフ		全体に対する各項目の構成（内訳）を扇形の面積や棒の長さで表す	○	◎		○	
折れ線グラフ		時間経過に伴う数量変化を折れ線で表す	○			◎	
散布図		2つの変数間の関係性を表す			◎	○	◎
ヒストグラム		データの階級や種類ごとの度数を表す	○	○	◎		
箱ひげ図		値のばらつき具合を四角い箱とその上下にひげが伸びた形で表す	○		◎		
レーダーチャート		複数の項目の数量について中心から放射状に広がる線で表す	○	○	◎		○
バブルチャート		2つの変数間の関係性と、その関係性を満たす度数を円の大きさで表す			○	○	◎

◎：適している　○：場合によっては適している

分析目的が2つの集団間の「数量（平均値）の比較」では、t検定が用いられるということです。分析目的とデータの特徴（変数のタイプ）から候補となる統計手法を導き出す簡単なフローについて、**図 1-12** ☞p.24 にまとめました。それぞれの統計手法には使用するための前提条件がありますので、このフロー図は万能ではありませんが、分析目的と用いる変数から統計手法のあたりをつける一助にはなると思います。

図 1-12 分析目的とデータ（変数）の特徴から見た統計学的検定法の選択

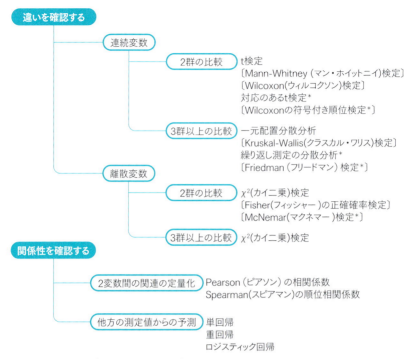

＊は、対応のあるデータや繰り返し測定データなど、同じ個体の同じ変数を複数回測定する場合（前後比較や経時的変化の分析など）の検定法

　以上が「❷分析計画の立案」で実施する作業になります。前項の「❶思考の整理」を含めた、どういうデータを使ってどのような分析を行うかを確定する事前準備は、その後の実際の分析の成否を決める重要な部分です。データ分析の目的と合致させるよう、結果をどのように見せるのがよいのか（どのグラフで表現するのがよいのか等）を考えてください。提示方法の検討の際には、すでにある他の人の分析結果の提示方法が手本の１つになると思います。そのため、そもそも自分がデータを読み取れる能力を備えておく必要もあります。もしデータを読み取る自信がなければ、まずは Chapter Ⅱ ☞p.59 を参考に読み取る力をアップしてください。

1-5
データ分析から改善活動まで：
ステップ❸ 分析の実施

分析の手順

　実際の分析の作業においては、分析で用いる「データの入手」と「表計算ソフトや統計ソフトによる分析の実行」があります。その際、分析計画の立案の段階で、分析方法の大枠を決めていたとしても、実際のデータを見ながらデータソースや分析方法を調整することはよくあります。

1──データの入手

　データの入手にあたっては、大きく2つの場合があると前述しました。データがすでに存在する場合と、存在しないために新たに収集する必要がある場合です。どちらの場合も、分析目的に合致しているかと扱いやすさという観点を考慮し、データを入手することになります。そのため、既存のデータを使用する場合は、その観点で最も適切なデータソースからデータを入手することになりますし、新たに収集する場合はその観点を重視してデータを入手することになります。

　それでは、今回の分析で用いるデータを入手してみましょう。「夜勤の超過勤務時間数」は人事・労務管理関係や看護勤務管理システムのデータソースが候補ですが、人事・労務管理関係のデータソースの方がすぐに使える形に整理されていることが多いと思います。人事関係の部門や人事システムを管理するシステム部門等に問い合わせることで、すぐに分析に使えるようなデータが入手可能だと思います。

その他の「夜間の緊急入院患者数」「早朝の採血回数」「手術予定の患者数」については、それぞれ「病棟管理日誌」「診療記録の採血オーダーや実施記録」「診療記録の手術実施記録や手術室の手術台帳診療報酬請求データ等」にあると考えられますが、病院医療情報システムの電子化の程度によりデータの入手元は異なってくると思います。診療報酬を請求するための「レセプト（診療報酬明細書）」を作成する医事コンピュータ（レセプトコンピュータ；レセコン）のみが導入されているようでしたら、診療報酬請求データを中心にしながら手術部門や看護部門などの各部門がそれぞれ管理用に所有するデータ（病棟管理日誌、手術台帳）から入手し、どうしてもない場合のみ診療記録（紙カルテ）から入手することになると思います。もし電子カルテや各部門システムも電子化されているようでしたら、電子カルテシステム本体や手術部の部門システム、あるいはレセコンから、適宜入手することになります。あるいは、さまざまなデータソースを統合し、削除や更新をしないデータの集合体である「データウェアハウス（Data Ware House；DWH）」が整備されているような病院であれば、DWHからの入手がおすすめです。DWHはデータ分析の用途に特化しているためです。

2──表計算、統計ソフトの実行

　集計・分析のためのソフトウェアに関しては、多くのものが販売されています。機能が充実すればするほど価格や要求されるスキルが高くなるといった関係や、それぞれのソフトとの相性といったものもありますので、どれがおすすめということはありませんが、簡単な表計算ソフト（MicrosoftのExcelなど）でもかなりいろいろなことができます。分析作業に慣れていないうちは、まず手元にあるソフトを使って分析を実行してください。ただし、基本統計量を算出したり、比較や関係性を表やグラフで表したりする際、簡単なコンピュータ操作は必要となりますので、最低限のコンピュータの操作スキルは必要です。これは分析作業における技術的な障壁と言えますが、コンピュータに強い人材は院内のどこかに必ずいると思います。例えば、コンピュータが好きだったり得意だったりするスタッフが看護部や事務部のどこ

かにいるはずです。そのようなスタッフであれば、抵抗なくコンピュータが使えるはずですし、いろいろと教えてくれるでしょう。ぜひ互いに協力し合って解決してください。なお、個々のソフトウェアの使用方法については、すでに多くの書籍が発刊されていますので、それらを参考にしてください。

分析を実施する際の留意点

分析を実施する際の留意点には、「分析データの前処理」と「分析方法の調整（再検討）」の必要性が挙げられます（計画の段階で検討すべきものも一部含まれていますが、この項でまとめて説明します）（図1-13）。

1──分析データの前処理

分析データの前処理とは、文字通り、使用するデータを集計・分析できるように前処理を行うことです。具体的には、データクリーニングなどの作業

図1-13 | 分析を実施する際の留意点

分析データの前処理（データクリーニング等の適切なデータ整備）
- 外れ値への対応
  - 目視、基本統計量の算出で検出
- 欠損値への対応
- カテゴリー変数の対応

分析方法の調整（再検討）
- 分析単位についての検討
  - どの要素（軸）で集計・集約したデータを用いるか？
- 層別分析の必要性の検討
  - 属性の違う複数のグループで構成されている場合
  - 例：新人看護師と中堅看護師の離職原因

です。入手したデータはそのまま分析に用いることが可能なこともありますが、ほとんどの場合、何かしらの前処理が必要となります。適切な前処理を実施したデータ（精度の高いデータ等）を使うことで、分析目的に合致した分析が可能となり、正しい分析結果が導き出せます。そのために、入手したデータを適切に整備する作業が必要となります。

　分析データの前処理として、「外れ値への対応」「欠損値への対応」「カテゴリー変数の対応」があります。以下、順に見ていきましょう。

● 外れ値への対応

　分析データの前処理においては、例えば他の値と大きくかけ離れた値（外れ値）がないかを確認し、対応することが必要です。確認方法としては、全部のデータに一度目を通すという意味で基本は目視です。しかし、データが多くて目視での確認が難しい場合、データ全体の概要をつかむ中で外れ値の検出を試みる方法もあります。例えば、最小値や最大値を算出することで、あるいはグラフなどで分布状況を確認することで検出できます。もしデータを確認する中でそのような値があった場合、それらは外れ値ということになります。そのため、その値が正しい値なのか、そうでない値なのかを検証し対応する必要があります。

　外れ値に見える場合、大きくかけ離れてはいるものの、とりうる可能性のある値と、とりうる可能性が（ほぼ）ない値という2つのケースがあります。

　例えば、ある小児の体重の値が他の小児の値と比べてかなり大きかった場合を考えてみます。それはたまたまその小児の体重が大きかっただけかもしれませんので、体重に影響を与えるような身長、生活習慣、保有する疾患、あるいは兄弟の体重などの他の情報を用いて総合的に判断します。もしかしたらとりうる可能性のある値かもしれません。一方、もし体重の値が標準の1,000倍だった場合、とりうる可能性がない値になります。このように、本来ありえないような値があった場合には、値を適切に修正する、あるいはその値を除外して分析する必要があります。元データに戻る、再度値について問い合わせるなどで修正はおそらく可能です。

　一方、値としてはとりうる値だったとしても外れ値の場合もあります。例

えば、身長の値が一般的にとりうる値だったとしても、その人（乳幼児）の年齢からすると、ありえない値となる（この場合、厳密には、身長と年齢のどちらの値が誤っているかについて検証する必要があります）といった場合です。もしデータ全体の雰囲気を捉える際に、年齢と身長の関係についてグラフ化するような作業（例えば、年齢と身長の散布図の作成）を行っていれば、外れ値として検出可能です。一見外れ値と気づきにくい値について、外れ値として検出することはかなり難しいとは思いますが、他の要素と関連させながら外れ値を検出する一例として紹介しておきます。

● 欠損値への対応

　データを分析する際、何らかの原因で一部のデータが欠落していることはよくあります。特に、アンケート調査の場合、未回答項目は欠損値となります。単なる回答忘れの場合もあれば、回答したくないという意思の表れの場合もあるでしょう。そこで、欠損値への対応が必要になります。

　欠損値への対応に際しては、まず、欠損が起こっているケースに特徴（偏り）がないかを確認する必要があります。ある集団やある項目において、特異的に欠損値が出現していた場合、その原因を考え対応する必要があります。例えば、インターネットを使用することができない集団は答えていないといったことです。原因が判明し、再依頼することで正しい値が入手できるような場合には、再依頼で改めてデータを入手することになります。

　本書で取り扱っている内容は、学術的な研究とは異なりますので、そこまで厳密性を問わない場合が多いとは思いますが、そのデータを除外して分析する方が適切かどうかを、分析結果への影響を踏まえて検討する作業は必要です。その検討を踏まえて、その人のデータ全部について除外して分析する、あるいは一部のデータ項目は利用して分析する等の対応をします。ただし欠損値がある場合、どのような対応をとっても分析結果に何かしらの影響を必ず与えます。したがって、欠損値があるデータを分析する際には、結果の解釈において欠損値の影響について考慮する必要があることを覚えておいてください。欠損値があると分析ができないわけではありません。ただ、データ収集の際には、欠損値が生じないようにできるだけ努力してください。

● カテゴリー変数の対応

　カテゴリー変数（質的変数とも言う。詳細は Chapter Ⅱ☞p.60 を参照）の扱いにも注意が必要です。分析を実施する際、分析目的に合わせるためや分析の煩雑さ解消などのために、連続変数をカテゴリー変数に変換したり、あるいはカテゴリー変数をより少ないカテゴリーに再区分したりすることがあります。その際には、分析目的に照らし合わせて、意味のある解釈可能な区分に変換するようにしてください。例えば、BMI（Body Mass Index）を機械的に10刻みで区分（0～10、11～20、21～30など）しても、その分析結果は解釈不能です。また、「大いに満足、満足、不満」の3区分を「大いに満足」と「満足、不満足」の2区分にした場合、区分の変換としては一般的には不適切な場合が多いと思います。分析目的を踏まえて、ぜひ意味のある解釈可能なカテゴリーに変換するようにしてください。

2──分析方法の調整（再検討）

　実際の分析を実行する中で、どんなにしっかりとした分析計画を立案していたとしても、分析方法を再検討する必要が生じることがあります。データには、さまざまな特徴があることは前述しました☞p.16が、それがすべてと言う訳ではありません。実際のデータを見てはじめて、また、データ分析を実行してみてはじめてわかるものもあるためです。その際、そのデータに合った分析方法の調整が必要になります。

　例えば、現象に関連させたデータ項目が個別データの場合、そのデータが持つさまざまな属性（性別や年齢など）で集約して利用することができます。あるいは、いくつかの違う属性を持つ集団に対して分析を行う際には、属性ごとの分析を実施することができます（グループ別の分析の必要性の検討）。もちろん、これら以外にも分析方法の再検討が必要な場面はいろいろありますが、ここでは、一例としてこの2つについて説明します。

● 分析単位についての検討

　分析に用いるデータが個別データの場合、個別データとして取り扱うこと

も集約して集約データとして利用することも可能です。そのため、研究目的を達成するためにどちらがより適切かを再検討する必要が生じることがあります。

　例えば、転倒・転落数のデータを用いる場合、転倒・転落に関するデータの中には、「いつ」「どこで」「誰が」「どういう原因で」「どのように」などの転倒・転落に関するさまざまな情報（要素）が存在します。しかし実際の分析においては、このデータを何かの要素（軸）で集約して、集約データとして扱うことになると思います。つまり、転倒・転落数をどの要素で集計するのかということです。どの時間間隔（例えば、日ごと／月ごと）で集約するのか、患者別に集約するのか、原因別で集約するのか、あるいは患者に紐付いている年齢や入院病棟別で集約するのか等、さまざまな要素で集約することが可能です。当初の予定では日ごとで集計したデータを用いることを考えていたものの、発生数がほとんどないために月ごとのデータとして取り扱うように変更する方が適切な場合もあるでしょう。そのため、実際のデータ次第では、分析単位の設定の調整が生じる必要があります。

● グループ分けした分析の必要性の検討

　属性の異なる複数のグループで構成されるデータの分析においては、その属性でグループ分けして分析するべきかの検討が必要な場合があります。データ全体で分析する場合と、グループ別で分析する場合で、分析結果が異なる場合があるためです。

　例えば、看護師の離職の原因について検討する場合、看護師としての経験のない新人看護師とすでに数年の経験を有するような中堅看護師では、おそらく両者は分けての分析の方が適切だと思われます。新人看護師であればリアリティショックは離職原因になると思いますが、中堅看護師ではおそらくそうはならないでしょう。また、経験年数の少ないスタッフへの教育負担は中堅看護師の離職原因の１つになりえますが、新人看護師ではそれは原因になりえません。そのためデータ全体（看護師全体）で分析を実施した場合、新人看護師と中堅看護師の人数構成の影響を大きく受ける可能性があります。新人看護師が多いと、新人看護師の離職原因が見かけ上全体の離職原因とし

て抽出されることになります。これは、グループ別（層別）の分析を行うことで、適切な分析結果を得ることが可能になる例です。つまり、データ全体での傾向と、属性で分けた時の傾向に違いが生じる可能性があるため、グループ別の分析（層別分析）の検討が必要だということになります。

なお、本書では、データ分析に慣れていない方を想定した内容となっているため、分析単位やグループ別（層別）の分析実施の検討について、本項「分析方法の調整（再検討）」に記しました。しかし、分析単位をどう設定するか、層別分析を実施するか否かは、本来、「❷分析計画の立案」☞p.15 の段階で検討すべき内容です。分析結果を見ながら分析方法を変更すると、分析者に都合のよい結果が導かれるような、意図的な変更が実施されるおそれがあるためです。したがって、データ分析にある程度慣れてきた際には、想定されるあらゆる可能性についてじっくり検討した上で、分析計画を立案するようにしてください。

Column

外れ値や欠損値への対応方法（アドバンスト編）

「分析データの前処理」の項 p.27 で、外れ値や欠損値への基本的な対応について述べました。ここでは、もう一歩進めたアドバンストな対応方法を紹介します。

外れ値の場合、数値を見て、「小数点を付け忘れた」「10の位と1の位の値が入れ替わっている」「0（ゼロ）が1つ多くて、10倍の値になっている」、あるいは、「単位〔例えば、キログラム（kg）とグラム（g）〕を勘違いして、全然違う値になっている」と思われるケースがあります。これらの場合は、それぞれの修正方法が明らかですので、値を変更する、つまり修正した値を入れ直して分析を進めてよい場合が多いと思います。

また、使う場面は限られると思いますが、外れ値や欠損値に対する対応として、真実に近いと思われる値を過去の値や他の人の値から推定できるような場合には、類推した値に変更するといった方法もあります。あるいは、平均的な値を使用したりするなどの方法もあります。これを補完といいます。

しかし、どう修正すればよいか全くわからない場合もあります。その場合は、その値を除外して分析した上で、結果を解釈する際、一部の値を除外したことを考慮するなどの対応が必要になります。本来、収集したすべてのデータを用いて分析を行うことが最もよいのですが、外れ値や欠損値に対する適切な対応方法がない場合は、残念ですが、そのデータを除外して分析することになります。

1-6 データ分析から改善活動まで：ステップ❹ 分析結果の解釈

　分析結果は、院内の状況を踏まえて解釈していくことになります。つまり、「分析結果からこういうことが言える」や「要するに何々ということがわかった」等に整理するということです。次の改善策の提案（意思決定）につながるような簡潔明瞭な表現に整理することが重要です。具体的な解釈の手順は、おおむね図1-14になります。

解釈の手順

1──結果（の値）の信用度についての検証

　導き出された分析結果の値が本当に正しいのかどうかという観点から、まずは分析結果の信用度を検証します。これは自分にとって期待通りの結果になっていた、なっていなかったに関わらず必要な作業です。正しいデータを用いて分析したつもりでも誤入力された値を使用している可能性もあります

図1-14　解釈の手順

❶ 結果（の値）の信用度についての検証
分析結果の値は本当に正しいのか（誤差はどの程度存在するのか）？
・用いたデータそのもの（外れ値や欠損値の影響）、計算式

❷ 結果から読み取れる傾向についての理解
分析結果から何がわかるのか？
・特別な傾向（相違点、関係性）

❸ 結果の本質的意味の理解
本質的な意味は？
実際の影響は？

し、算出のために用いた計算式が間違っている可能性もあります。これらに関しては分析の段階において細心の注意を払うことは当然ですが、念のため導き出された分析結果の解釈においてもミスがないか確認してください。特に当初の想定から大きく離れた結果になっている場合は、ミスが発生している可能性があります。また、誤差をゼロにすることはできないため、その影響も考慮しながら分析結果を検証することも必要です。例えば、分析対象期間の設定の仕方によっても結果は変わる可能性がありますし、外れ値を計算に入れるか否かでも結果は大きく変わります。

2——結果から読み取れる傾向についての理解

結果の信用度についての検証を踏まえ、分析結果から何がわかるのか（何を言えるのか）について把握します。結果から、何らかの特別な傾向が認められないか（具体的には、他にはない相違点や関係性が見当たるか）、あるいは統計的な有意差が認められないか、という観点で結果を見ることになります。

3——結果の本質的意味の理解

分析結果から傾向を把握した後は、出現している特別な傾向の本質的な意味や実際の影響について検討します。その際のポイントについては後述の「解釈における留意点」の項☞p.36で詳しく述べますが、分析結果が現場において実際どのような影響があるのか、その本質的な意味について考えます。分析結果を質の改善やマネジメントに活かせるかどうかは、ここにかかっていると言っても過言ではありません。特別な傾向が存在することを認識することは重要です。しかし、仮に、2つの病棟の分析結果が同じでも、それぞれの病棟によって状況は異なるため、それぞれの状況を踏まえた上での解釈が必要となります。その特別な傾向が与える本質的な意味についての理解が不可欠です。

データ分析に慣れた外部コンサルタントに分析を依頼したとしても、それ

ぞれの病棟（現場）の状況をわかった上で解釈ができなければ、有益な分析にはなりません。例えば、超過勤務が問題となっている病院において、勤務表の工夫が解決策として提示された場合を考えてみましょう。効率的と思われる具体的な改善策（作成ルール）を提示してもらったとしても、そのルールに従って勤務表を作成すると現場は混乱するかもしれません。勤務表は、スタッフ看護師のスキルミックスや相性、プライベートの予定などを考慮して作成しているためです。現場を理解していない状況での外部コンサルタントの提案は、有益でないばかりか、時には害となるおそれすらあります。

　看護に関する分析において現場の状況を一番知っているのは、実際に看護を行っている皆さんです。分析結果を価値あるものにするために、分析結果の正しい解釈にぜひ力を注いでください。

解釈における留意点

解釈の際の留意点について、いくつか触れたいと思います（**図1-15**）。

1──比較の重要性と比較妥当性の担保

　分析においては、何かしら特別な傾向が発生していないかを見るために、「表・グラフを用いた見える化」や「統計検定を用いた確認」を行うことになります。その際、数量の大小・構成割合・分布・推移が他と違ったり、変数間に他の変数間にはない強い関係性があったりといった「違い」や「関係性」について特別な傾向が見られないか解釈します。例えば、原因解明であれば、グループ間においてある変数に違いがないか、また変数間に何かしらの関係がないかに着目しながら、結果から読み取れる傾向について把握します。つまり、特別な傾向と判断するためには、前提として何か他のもの（基準）と比較することが必要です。他部署や他施設、平均との比較の場合もあれば、対前年度比といった時系列的な比較もあります。

図 1-15 | 分析結果を解釈する際の留意点

比較の重要性と比較妥当性の担保
- 他部署、他施設、平均
- 時系列

数値の意味するところの理解：算出値の前提（計算式）の把握
- 例：除算における分子・分母は何か
  - 割合か比か率か
  - スケール（単位）
  - 1単位の増減が分析結果の値に与える影響

実質的な影響度の検討
- 値の違い・関係性の有無や統計的な有意差の意味
- 発生頻度（確率）と重大度

客観的で公平な判断
- 思い込みに引っ張られない

　しかし、そもそも比較する対象として相応しくない対象と比較していたとしたら、それは大きな問題です。例えば、患者満足度は患者背景（性別、年齢、診療科、重症度、過去の受診経験等）の影響を受けることが考えられますので、患者背景が著しく異なる病棟間での比較は適切ではありません。

　したがって、データ分析においては比較することが重要であるとともに、比較の妥当性を確保する必要があります。

2──数値の意味するところの理解

　この結果の数値はどうやって算出されたのかを把握して数値の意味を理解します。具体的にはどういう計算式で計算された数値なのかという算出値の前提をしっかり把握する必要があります。

　その典型的な例として、除算（割り算）における分子・分母は何かという問題があります。例えば、夜勤帯の忙しさを表現するものとして緊急入院患者を挙げましたが、この状況を表す値として 0.01 という値があったとします。緊急入院患者の状況については、①年間の夜間緊急入院患者数を全入院患者数で割る、②年間の夜間緊急入院患者数を予定入院患者数で割る、③年間の緊急入院患者数を 1 年間の日数である 365 で割る、などがあります。ご存知の方も多いと思いますが、割合の場合には分子の数も分母に含まれますが、比の場合には分子の数は分母に含まれません。また、率は単位時間当たりの変化になります。そのため、①は割合、②は比、③は率ということになりますが、0.01 という数値の意味するものが、割合・比・率のいずれかによって、同じ緊急入院患者に関する数値でも、数値のもつ意味は全く異なってきます。

　また、スケール（単位）も注意点の 1 つになります。先ほどの率の例（③年間の緊急入院患者数を 1 年間の日数である 365 で割る）で、365 で割ると 1 日当たりの発生状況ですが、12 で割ると 1 か月当たりの発生状況になります。

　その他、1 単位の増減が分析結果に与える影響の大きさに違いを及ぼすこともあります。例えば、夜間の緊急入院患者が自院ではあまり頻繁に発生しない場合、分子である夜間緊急入院患者 1 件の増減は値に大きな影響を与えます。しかし、分子が頻繁に発生するような現象（例えば、早朝の採血）の場合には、1 件の増加はほとんど影響しません。したがって数値が小さい場合には、分子の値の小さな変化が分析結果に大きく影響を与えることになり、不安定な分析結果（誤差が生じやすくなる、分析結果に揺らぎが生じる）になります。

3──実質的な影響度の検討

「解釈の手順」の項☞p.34 でも少し触れましたが、分析結果から読み取れる特別な傾向に目を奪われて意思決定をするのではなく、実質的な影響度に基づいて、総合的に数値の意味を判断する必要があるということです。

例えば、平均在院日数について他の施設と比較した際、自施設の方が0.1日長いという場合、実際の現場においてその差はほとんど意味をなさない可能性があります。さらにその差が統計的に有意だったとしても、実質的な影響はない可能性があります。解析に用いるN数が大きい場合、小さな差でも統計的に有意になります。同じ0.1日という差が、N数が小さい場合には偶然の誤差とみなされる可能性が高くなり統計的に有意になりにくいのに対して、N数が大きい場合には偶然の誤差とみなされる可能性が低くなり統計的に有意になりやすくなるためです。そのため、有意差があるという事実のみで結果を解釈するのではなく、実質的な影響度（0.1日という差は実際の現場において意味のある差かどうか？）ということを考慮して解釈する必要があります。有意差がある場合、それはあくまでも比較対象（群）間で統計的に違いが認められるという事実に過ぎません。

さらに、違いや関係性が認められても、数値の大小だけを重視しないということも注意すべき点です。何かしらの特別な傾向が認められ、さらにその程度が大きかったとしても、改善策の提案までを考える際に、数値の大小に目を奪われすぎると、間違った対策につながるおそれがあります。対策の優先度を考える際には、発生頻度（確率）と重大度の両方の大きさを考慮する必要があるためです。

例えば、医療事故事例の発生頻度がヒヤリハット事例の発生頻度より少ない場合でも、重大度の観点から医療事故事例への対応が先に着手すべき対策となる場合が多いと思います。つまり、単純にその数値の大小のみに囚われるのではなく、その重大度も加味して総合的に解釈する必要があるということです。また反対に、重大度の値としては小さいためそれほど大きな問題ではなかったとしても、それが全患者に影響を与えるといった頻度が高い問題であれば、その問題に優先的に取り組む必要があります。それぞれの値（事

実) が表す意味を解釈する際には、実質的な影響というものを見定める必要があります。分析結果の解釈の際には、多角的な視点からの本質的理解が不可欠です。

4──客観的で公平な判断

　分析結果については、客観的かつ公平に判断することが重要です。解釈の手順において、まず結果の値が正しいかどうかの検証が必要という説明をしましたが、そこで信用度について検証が済んだ後は、結果は客観的かつ公平に解釈するようにしてください。自分の仮説や思い込みと異なるからと言って、無理やり結果を捻じ曲げるような解釈をしないようにしましょう。あるいは、結果では明らかとなっていない解釈を持ち込んだりするということは、絶対に避けましょう。慣れないうちは、自分の解釈が「結果から導き出せるか」と自問自答しながら結果を読んでいくのも客観的かつ公平な判断をしていく1つの方法になるかもしれません。

　分析結果を客観的かつ公平に判断しないのであれば、そもそも分析しようと分析しまいと同じということになります。たとえ自分の思いと異なっていても、分析結果は謙虚さを持って受け入れるようにしてください。

Column

分析結果と持論

　日常の疑問点を解決するべく、さまざまな分析を行い、業務や質改善に活かそうと多くの看護師の方々が奮闘されていると思います。何か分析をしたのであれば、その結果を関係者と共有し、現場に活かすべきだと私は常々思っています。ただ、その際に念頭に置くべきことは、「分析結果から導き出された見解・結論は、あくまでも分析結果に基づくものでなければならない」ということです。

　業務改善や質改善をせねばと思うあまり、結果を拡大解釈したり、解釈と経験を混同させてしまうことはないでしょうか。

　看護師としての持論や経験知は、とても重要です。医療の世界では数字で示せないものが多いので、データは万能ではありません。経験知が日々の看護活動の大きな助けになることも多々あります。「〇〇さんの勘、よく当たる」なんてことは、現場ではよくあると思います。おそらくこの勘は看護師としての経験の積み重ねによるものだと思いますので、こういった経験はマネジメントや質評価において重要です。データ分析の結果と同等に重んじられるべきだと思います。分析の内容が自身の経験知にリンクするものであれば、「分析結果から導き出されたこと」と「自身の経験に基づく見解」は分けて整理して述べる必要があります。

　「今回の分析結果から……」と話が始まったものの、分析結果に基づかない持論が展開されると、せっかく意味のある分析をしていても、その内容に疑義を感じる人も出てくるでしょう。むしろ、「これは、私の看護師としての経験知に基づく持論なのですが……」と始まる方が、説得力があると思います。

1-7

データ分析から改善活動まで：
ステップ❺ 改善策の提案

　改善策の提案のステップでは、具体的な行動変容や意思決定ができるような改善策を提案します。結果や解釈の提示と実際の改善策の提示（具体的な行動変容や意思決定につながる対応策）は異なるためです。改善策の提案では、分析結果についての解釈がしっかりできていれば、「結局、何をするべきなのか」につながりやすいと思います。結果や解釈の提示は、その改善策を実行する根拠となるためです。

　改善策を具体的に検討する際には、影響度が大きい問題（改善に対する寄与度が大きいもの）から検討することになります。影響が大きい問題ほど、解決できた時の効果は大きくなり、より改善が進むことになるためです。ただし、改善に対する寄与度が大きくても、改善のためにかかるお金が高額である、改善するまでの時間が非常に長い、改善するために専門的な人材を必要とするなど、改善のためのコストがかかりすぎる場合には、改善策としての優先順位は低くなります。また、寄与度も大きく、コストもそれほどかからない改善策を思いついたとしても、その改善策が複雑で現場で実行することが難しいなど、実現可能性が低いものは採用されません。そして、次項☞p.45でも説明しますが、改善策を実施した後はその効果をモニタリングする必要があるため、効果測定が容易であるという視点も重要になります。したがって、改善策について検討する際には、①改善に対する寄与度、②改善に必要なコスト（費用、時間、労力など）、③実現可能性、④効果測定（モニタリング）のしやすさ、という点を考慮して選択する必要があります。

　例えば今回のデータ分析において、夜勤帯の超過勤務が多い日は、夜間の緊急入院、早朝の採血、手術予定の患者が多いことがわかり、それぞれの実質的な影響度の大きさも把握できたとします。その場合、夜間の緊急入院患

者、早朝の採血、手術予定の患者について対策を考えることになります。状況によってはさらなる分析が必要になるかもしれませんが、ひとまず実現可能性を度外視して考えてみます。

　「緊急入院」の問題については、例えば、そもそも夜間は受け入れないようにする、受け入れ病棟を均等にするなどが考えられます。ただ、夜間に緊急入院を受け入れない対応の場合、病棟の看護業務だけではなく病院全体の業務が大幅に軽減できると思われますが、地域における自院の役割も踏まえると実現可能性はほぼゼロになるかもしれません。そのため、病棟間での負担をできるだけ平準化するよう受け入れ病棟を分散することが、現実的な改善策という場合が多いと思われます。

　「採血」の問題については、おそらく週明けに数値確認が必要だったり、週末になる前に数値確認後のオーダーのタイミングから逆算したりという理由で曜日が偏っていると考えられますので、可能な限り採血の曜日を分散する、採血が多い曜日は早出の勤務体制を充実させたり、臨床検査技師にサポートに来てもらうことなどが考えられます。一般的に土曜日や日祝日はどの職種も出勤者が減り、病院のパフォーマンスは落ちることになるため、特に急性期の病院では、週末や週明けの採血オーダーを減らすのは難しいかもしれません。そのため週末や週明けの採血は多いことを前提に、それに対応できる人員体制を確保することが重要です。看護師だけでマンパワーを確保できない場合には、積極的に他職種に応援をお願いすることも検討してください。

　また「手術予定の患者」の問題については、これも病棟（診療科）によって手術日が決まっていることが多いため、曜日が偏っている可能性がありますので、早出の勤務体制を設定したり、サポート要員（看護師）を看護部でプールしておいて各病棟の手術日に応じてサポート要員を回したり、そもそも看護師を増員したりするなどが考えられます。これも採血と同様、曜日が偏ってしまうことはある意味避けられない部分があります。与えられた条件の中、どのように対応していくかは、実際の現場をよく知る看護師が本領発揮できる部分ですので、あらゆる改善策を検討し提案してください。

　これらの案には実現可能性が高いものもあれば、低いものもありますので、

これらから実現可能性なども考慮して改善策を提示することになります。そして実際に改善策を実施する場合は、実効性がないと無駄になりますので、可能な限り、現場が納得感や当事者意識を持てるような改善策を採用することがベストです。

1-8

データ分析から改善活動まで：
ステップ❻ 改善活動評価のための継続的なモニタリング方法の検討

　実際に実施される改善策が決定したら、改善活動が順調に実施されているかを評価するための継続的な計測活動（モニタリング）が必要になります。そのため、どのようにモニタリングするかの枠組み（方法）を検討します。例えば、どのタイミングで、どの指標を計測するかを確定するということです。

　今回の例でいうと、最も問題だと思っている「超過勤務時間数」をモニタリングするということを、まず思いつきます。この指標について、毎月集計して変化をモニタリングするのは１つの方法です。

　また、超過勤務の原因と考えられる「夜間の緊急入院数」「早朝の採血数」「手術予定の患者数」のモニタリングも考えられます。「業務を分散する（採血や手術の曜日を分散する、あるいはそもそも採血の曜日を分散するなど）」という改善策が採用されたのならば、本当に分散されたのか、数値の動向を確認することが重要です。あるいはサポート要員に入ってもらうという改善策が実施されたのであれば、本当にサポート要員がサポートに来られたのかどうかの状況について、実際にサポートに入った割合をモニタリングしてもよいかもしれません。

　改善策によって、モニタリング方法はいろいろと設定できますので、それぞれの対応策に合ったモニタリング方法を設定してください。

1-9 データ分析から改善活動まで：まとめ

　本章では、データ分析に取り掛かる段階から改善活動開始までを6ステップとして、❶思考の整理、❷分析計画の立案、❸分析の実施、❹分析結果の解釈、❺改善策の提案、❻改善活動評価のための継続的なモニタリング方法の検討、について紹介しました。これらのステップは一方向にスムーズに進んでいくわけではなく、行きつ戻りつを繰り返すこともあります。しかし、このステップを最低限踏まなければ価値のあるデータ分析・活用は難しいと思います。面倒な作業だと感じてもスキップすることなく、着実に進めてください。

　特に、❶思考の整理や❷分析計画の立案の作業は、その後の作業の質を決定づけるものですので、非常に重要です。分析を重ねるうちに、利用可能なデータを頭に浮かべながら思考の整理（構造化）ができるようになり、具体的な分析計画が立案できるようになります。回数を重ねて慣れていくことがスキルアップの近道ですので、本章を参考に少しずつでも取り組んでいただければ幸いです。また、❹分析結果の解釈、❺改善策の提案、❻改善活動評価のための継続的なモニタリング方法の検討の作業も重要です。せっかくの分析結果をぜひ活かすために、こちらにも力を入れてください。

　また、❸分析の実施、つまり実際のデータの収集・抽出や分析の実行の段階については、本書の説明が手薄だと感じられたかもしれません。筆者自身、データ分析や活用のすべての作業を看護部門だけで完璧にこなすことは、なかなか難しいのではないかと思っています。一部の作業では他部門の力を借りることもあると思いますので、システム部門や診療情報管理部門、分析担当部門等との協業体制を構築することも、看護に活かすデータ分析の1つの方策になると考えます。また、分析実行の作業は、基本的に特定の表計算・統計解析用のソフトの使い方の話になります。すでに数多くの書籍や研

修のプログラムが存在しますので、それらにもぜひ頼ってデータ分析を進めてください。

　繰り返しになりますが、データ分析においては、狭義のデータ分析で必要となる統計学の知識やソフトの使い方を知っていることよりも、「データ分析で何を明らかにしたいのか」という目的を明確にすることが最も重要です。何を明らかにしたいのかが定まっていないから、どのデータをどのように分析していいか（分析方法が）わからない、分析方法が定まっていないからどの分析ツールを使っていいのかわからない、ということになります。データをうまく分析したり活用したりできない最も大きな理由は、分析の目的や問いが明確になっていないからだと筆者は考えています。目的を決めずに、データ分析に着手してしまうと、とりあえず何らかの値が算出できたりグラフを作れたりしますが、全く役に立たない分析に陥ってしまいます。データ活用はフレームワークに則ったやり方で経験を積んでいかなければスキル向上は期待できません。データ活用のフレームワークに則り、いろいろなデータ分析にチャレンジすることで、行動変容や意思決定につながる分析ができるようになることを願っています。

1-10 ワーク：疑問を分析できる形に整理しよう

　それでは、これまで紹介した内容を参考に、皆さんが持っている問題意識を具体的に分析可能な状態にまで準備する作業（分析実施前の計画段階までの作業）をやってみたいと思います。皆さんの作業を助けるためにワークシートを作成しましたので、ご活用ください。

　最初に、今回提示した例をもとに、すでに記入された**図1-16**をご覧ください。皆さんが実際に作業する際は、**図1-17**☞pp.52〜54のシートをご活用ください。

　なお、提示した例をもとに作成した**図1-16**については、分析実施前の計画段階までの内容になりますが、**図1-17**のシートには、参考までに**図1-6**☞p.8で提示した、改善活動までの一連の流れが盛り込まれています。実際に質改善を実施する際、作業用のシートの一例として適宜ご活用ください。

　分析実施前の計画段階は、図1-4☞p.4に示したように、主に❶思考の整理（分析の「目的」「問い」の設定）、❷分析計画の立案になります。図1-16内の「分析方法①」は「❶思考の整理（分析の「目的」「問い」の設定）」を、「分析方法②」は「❷分析計画の立案」を手助けするものです。図1-16をもとに少し解説します。

問題意識
　「病棟のスタッフが忙しくて大変そう。特に夜勤明けはつらそうにしている。まずは夜勤帯の忙しさをなんとかしたい！」

分析の目的、問い
- **目的**：「夜勤帯に病棟が忙しい原因について明らかにする」
- **問い**：「夜勤帯に病棟が忙しい原因は何か」

図 1-16 ワークシートの記入例（問題意識から分析方法まで）

問題意識

- 病棟のスタッフが忙しくて大変そう。
- 特に夜勤明けはつらそうにしている。
- まずは夜勤帯の忙しさをなんとかしたい！

分析の目的、問い

【目的】
- 夜勤帯に病棟が忙しい原因について明らかにする

【問い】
- 夜勤帯に病棟が忙しい原因は何か

【現象】
- 超過勤務
- 夜間の緊急入院
- 早朝の採血
- 手術予定患者

【具体的で分析可能な問い】
- 夜勤帯の超過勤務が多い日は、夜間の緊急入院、早朝の採血、手術予定の患者が多いのか

分析方法 ❶

【分析対象期間】
- 2022年度（2022年4月から2023年3月）

【分析対象者】
- 病棟看護師
- 入院患者

【データ項目と情報源】

現象	データ項目（変数）	既存or新規収集データ	情報源（データソース）の候補
超過勤務	超過勤務時間数	(既存) or 新規	人事・労務管理関係のシステムのデータベース 看護勤務管理システムのデータベース
夜間の緊急入院	夜間の緊急入院患者数	(既存) or 新規	病棟管理日誌
早朝の採血	早朝の採血実施数	(既存) or 新規	採血に関する診療記録 （オーダー、実施記録）
手術予定患者	手術予定患者数	(既存) or 新規	手術に関する診療記録（オーダー）、手術台帳 診療報酬請求データ（診療報酬請求明細書）

【分析の単位】
- 日ごと

（つづく）

図 1-16 ワークシートの記入例（問題意識から分析方法まで）（つづき）

分析方法 ❷

【分析手法】
❶ 単純集計（基本統計量の算出、表・グラフ化、クロス集計等）

データ項目（変数）	データのタイプ	集計・視覚化の方法
超過勤務時間数	間隔尺度／連続変数	基本統計量の算出、箱ひげ図
夜間の緊急入院患者数	間隔尺度／連続変数	基本統計量の算出、度数分布表
早朝の採血実施数	間隔尺度／連続変数	基本統計量の算出、ヒストグラム
手術予定患者数	間隔尺度／連続変数	基本統計量の算出、ヒストグラム

❷ 分析目的実現のための分析
 1. 分析結果の示し方
  ・視覚化 ➡ 表・グラフ化
  ・統計的有意差 ➡ 統計検定
 2. 分析の目的の種類
  ・数量
  ・構成
  ・分布　を比較する
  ・推移
  ・関係性　を見る

　Chapter II もしくは他の統計学の書籍を参考に適切な分析方法を選択

　今回の分析は、忙しい原因を探り、その原因に対する改善策を実施するために行われるものです。しかしこの問いは、具体的で分析可能な問いではありませんので、忙しいとはどういう現象として捉えることができるか、あるいは原因として考えられるものは何か、また、それはどういう現象として捉えることができるかを考えます。

・**把握すべき現象**：「超過勤務」「夜間の緊急入院」「早朝の採血」「手術予定患者」
・**具体的で分析可能な問い**：「夜勤帯の超過勤務が多い日は、夜間の緊急入院、早朝の採血、手術予定の患者が多いのか」

分析方法

・**分析対象期間**：最新 1 年分の情報。2022 年度（2022 年 4 月から 2023 年 3 月）のデータ。

- **分析対象者**：(厳密には分析対象病棟の) 病棟看護師と入院患者
- **データ項目と情報源（データソース）**：それぞれの現象とデータ項目を対応させ、それがすでにある（既存）データか、新たに収集が必要な（新規収集）データかを整理します。また、情報源については、どのデータソースが候補になるのか、また、その優先順位も考えながら整理します。今回は、現象が明確に設定されていましたので、それに対応する変数を記入しています。また、今回はすべてが既存データで、情報源が複数考えられるような現象（手術予定患者数等）もありました。
- **分析単位**：この項目は、次の分析手法とも密接に関係します。今回は原因となる現象は日によって発生状況が異なると考えましたので、日ごとのデータとして分析することにします。
- **分析手法（単純集計）**：今回の分析に用いる変数はすべて間隔尺度で連続変数☞p.61でしたので、平均値や最小・最大値、中央値等の基本統計量を算出することにしました。ばらつき具合（分布）の状況について、より把握したいと考えたので、その目的に合った表・グラフを記入しています。
- **分析手法（分析目的実現のための分析）**：今回は原因と考えられる変数と超過勤務時間数との関係性について見る分析になります。まずは、示し方としてグラフ等での視覚化を選択しましたが、影響度も見たいと思ったので、統計的有意差についても検定することにしました。ただし、複数の要因と超過勤務時間数の関係については、2次元のグラフでは表すことができませんので、統計的有意差について検定することにしました。

　具体的に使用するグラフや統計解析方法については、上記を踏まえて適切な分析方法を選択してください（ちなみに、視覚化については、超過勤務時間数とそれぞれ原因と考えられる各変数で散布図を描き、統計的有意差の確認については、それぞれの要因と超過勤務時間数の単回帰分析、さらにすべての要因（変数）と勤務時間数の重回帰分析を実施することになります）。

　いかがでしたか？　今回の事例のワークシートは図1-16のようになります。皆さんが持っている問題意識を、図1-17のワークシートを用いて、ぜひ具体的に分析可能な状態に整理してみてください。

図 1-17 ワークシート（問題意識からモニタリング方法まで）

問題意識
-
-
-

⬇

分析の目的、問い

【目的】
-

【問い】
-
-

【現象】
-
-
-

【具体的で分析可能な問い】
-

分析方法 ❶

【分析対象期間】
-

【分析対象者】
-
-
-

【データ項目と情報源】

現象	データ項目（変数）	既存or新規収集データ	情報源（データソース）の候補
		既存 or 新規	
		既存 or 新規	
		既存 or 新規	
		既存 or 新規	

【分析の単位】
-

分析方法 ❷

【分析手法】
❶ 単純集計（基本統計量の算出、表・グラフ化、クロス集計等）

データ項目（変数）	データのタイプ	集計・視覚化の方法

❷ 分析目的実現のための分析
　1. 分析結果の示し方
　　　・視覚化　　➡　表・グラフ化
　　　・統計的有意差　➡　統計検定
　2. 分析の目的の種類
　　　・数量
　　　・構成
　　　・分布　を比較する
　　　・推移

　　　・関係性　を見る

ChapterⅡ もしくは
他の統計学の書籍を参考に
適切な分析方法を選択

分析結果のまとめ（分析結果からわかること）

-
-
-

⬇ポイント
・分析目的に対応する答えは何か？
・分析により明らかになった点は何か？
・分析結果から言えることは何か？ それは、分析結果に基づいているか？ 持論を展開していないか？

考えられる改善策

-
-
-

⬇ポイント
・結果で示されたことを改善できる内容になっているか？
・改善策は具体的で、実現可能か？
・評価できる内容か？

モニタリング方法

モニタリング指標	算出のタイミング	算出方法(計算式)	データソース	備考

Column

算数・数学的思考に慣れよう

　高度情報社会では「身近に溢れる統計情報を正しく受け止め、自身の意思決定に活用できる」ことが求められ、統計教育が推進されています[1,2]。これまでは研究者や技術者などが対象でしたが、最近は科学や産業の発展において、統計的思考力は、なくても生きる上で困らないが、あると飛躍的に効率が上がる手段（第3の腕）とされ、学校で早期から統計教育を進め、算数・数学的問題発見と解決過程を重視しています。これは「日常生活や社会の現象を数理的に捉え、数学的に表現・処理し、問題を解決し、解決過程を振り返り得られた結果の意味を考察する、という問題解決の過程」と「数学の事象について統合的・発展的にとらえて新たな問題を設定し、数学的に処理し、問題を解決し、解決過程を振り返って概念形成したり体系化したりする、という問題解決の過程」が相互に関わりあって展開し、この過程で数学的に考える資質や能力が育成されることを目指し、2017（平成29）年告示の小学校学習指導要領算数科に必要な教育内容が記されています[3]。

　「看護をデータで示す」ことに悩む方に不足しているものは、データの取得や分析スキルではなく、日々の実践で湧き上がる臨床的疑問を数値で表現し、問題解決に結びつけていくという根本的な思考法なのかもしれません。

　上記の指導要領で学んだ方が、間もなく入職します。日々の実践にデータを活かし、根拠をもって看護を提供できるように私たちも準備を進めていきたいところです。

引用・参考文献
1) 日本学術会議情報学委員会 E-サイエンス・データ中心科学分科会：提言　ビッグデータ時代に対応する人材の育成．2014．http://www.scj.go.jp/ja/info/kohyo/pdf/kohyo-22-t198-2.pdf（2024年8月30日閲覧）
2) 渡辺美智子：統計教育の新しい枠組み　新しい学習指導要領で求められているもの．数学教育学会誌　48（3-4）：39-51，2007．
3) 文部科学省：小学校学習指導要領（平成29年告示）解説　算数編．2017．https://www.mext.go.jp/content/20211102-mxt_kyoiku02-100002607_04.pdf（2024年8月30日閲覧）

Column

データの粒

　データ分析をする際にどの粒度（粒の大きさ）のデータを使うのかを意識し、イメージする必要があります。「データの粒度（粒）」と言われてもピンと来ない方も多いかと思います。簡単に言うと、Excelなどで分析する際に作成するデータシート（いわゆるデータベース）の「行」に相当するもので

患者単位のレコード

1行のレコードは、患者単位になっています。
アンケート調査では、1行に1つの調査票の情報が入ります。

No	居住都道府県	年齢	性別	職業	職業_その他	業種	スタッフの対応	食事	療養環境
1	32	32	2	1		6	2	1	1
2	13	54	1	1	主婦	15	2	2	1
3	32	65	2	6		2	2	2	1

1患者1入院単位のレコード

1行のレコードは、患者の入・退院状況を示します。

患者ID	002 診療年月	003 診療科コード	006 性別	d_入院年月日	d_退院年月日	在院日数	007 生年月日	入院時年齢	008 患者住所地域の郵便番号	009 入院中の主な診療目的	019 他院よりの紹介の有無	020 自院の外来からの入院	021 予定・救急医療入院	022 救急車による搬送の有無
	202004	130	1	2020/3/30	2020/4/3	5				4	1	1	100	0
	202004	480	2	2020/3/17	2020/4/3	18				3	1	1	101	0
	202004	690	1	2020/3/26	2020/4/3	9				4	1	1	306	0
	202009	540	2	2020/9/14	2020/9/23	10				4	1	1	100	0
	202009	410	1	2020/9/10	2020/9/23	14				4	0	1	100	0
	202009	340	1	2020/8/23	2020/9/23	32				4	1	1	301	0
	202009	230	2	2020/9/17	2020/9/23	7				4	1	1	100	0
	202009	150	1	2020/9/10	2020/9/23	14				4	1	1	100	0
	202009	310	1	2020/9/3	2020/9/23	21				4	1	1	100	0
	202009	500	2	2020/9/14	2020/9/23	10	10420115			4	1	1	301	0

患者・日単位のレコード

1行のレコードは、患者の情報が日ごとに集積されたデータを示します。

患者ID	005 退院年月日	006 入院年月日	007 実施年月日	d_実施年月日	A得点_一般	017 B得点	C得点_一般	A得点_ICU	A得点_ハイケア	基準1_一般	基準3_一般	基準4_一般	看護必要度判定対象_一般	019 一般A_創傷の処置（褥瘡の処置を除く）	020 一般A_褥瘡の処置
患者11	20200616	20200605	20200605	2020/6/5	0	0	0	0	0	0	0	0	0	0	0
患者12	0	20201130	20201208	2020/12/8	0	1	0	1	0	0	0	0	1	0	0
	0	20201130	20201219	2020/12/19	2	5	0	3	2	1	0	0	1	0	0
	0	20201130	20201211	2020/12/11	4	4	0	2	2	1	0	0	1	0	0
患者13	20201019	20201012	20201013	2020/10/13	2	1	0	0	0	0	0	0	1	0	0
	20201019	20201012	20201018	2020/10/18	0	0	0	0	0	0	0	0	1	0	0
	20200808	20200729	20200730	2020/7/30	2	1	0	0	0	0	0	0	1	0	0
患者14	20200825	20200817	20200818	2020/8/18	5	3	0	1	2	1	0	0	1	0	0
	20200617	20200610	20200613	2020/6/13	2	1	0	0	0	0	0	0	1	0	0
	20200617	20200610	20200614	2020/6/14	2	1	0	0	0	0	0	0	1	0	0
患者15	20201219	20201125	20201213	2020/12/13	0	0	0	0	0	0	0	0	1	0	0

す。分析の目的によって粒度が変わります。

　例えば、アンケート調査の結果をまとめる場合は、アンケート1つひとつが1行になる形でデータシートを作成する場合が多いでしょう。この場合は、対象者が患者の場合は、患者単位のレコード（行）になります。

　診療実績データを例に説明すると、患者・入院単位のレコード、患者・日単位のレコードなどがあります。患者・入院単位のレコードの場合、1回の入退院を単位としたデータになりますので、仮に分析対象期間に2回入院した患者がいる場合、分析用のデータシートにはその患者のレコード（行）は2つ存在することになります。患者・日単位のレコードの場合、1日の情報を単位としたデータになります。入院患者を対象とした分析の場合、分析用のデータシートには1人の患者につき在院日数分のレコード（行）が存在することになります（図）。

　このように、分析の目的によって最初に作成するデータシートの1行の粒度が異なります。明らかにしたいことが決まったら、どの粒度のデータを使うかについても分析計画で十分に吟味する必要があります。

057

Chapter
II

データ分析を行う前におさえておきたい
「データの見方・捉え方」

　院内に蓄積されているデータを分析し、看護マネジメントや業務改善・質評価に生かすためには、まず、その土台となる数字を読み解く力が必要です。私たちの身の回りには多くの情報があふれており、その多くの情報を取捨選択しながら、意思決定していきます。意思決定に必要な情報をすべて完璧に正確に手にすることはできませんので、限られた情報の中で意思決定していきます。それと同様に数字もその限界を理解しながら、丁寧に読み取ることを身につけていきましょう。

　本章では、データにどのような種類があるか、また、その種類に応じたまとめ方（集計）や視覚的な表し方（グラフ）などについて、重要なポイントを整理して解説します。

2-1

データの種類

　データには、質的変数・量的変数や連続変数・離散変数などさまざまな種類があります。これらを十分に理解した上でデータを扱うことが重要です。変数の種類によってグラフの選択やデータの解釈、分析方法が異なります。

質的変数と量的変数

　データには、質的データと量的データの2種類があります。これらは質的変数、量的変数とも言います（**図2-1**）。変数は変化する値のことで、調査対象集団の特徴や性質を文字や数字で表したものになり、変量とも言います。

　質的変数は、カテゴリーや分類、分類の違いを記録するために使うデータ（例：性別、血液型など）で、**量的変数**は、大きさや量などの数量データ（例：年齢、身長、体重など）です。

図 2-1 | 質的変数と量的変数

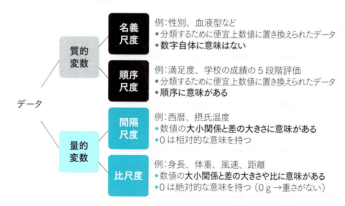

さらに、質的変数は名義尺度と順序尺度、量的変数は間隔尺度と比尺度にわかれます。

質的変数の**名義尺度**は、男性＝1、女性＝2、血液型のA型＝1、B型＝2、AB型＝3、O型＝4、といった具合に分類内容を便宜上数値に置き換えたデータになります。したがって、数字に意味はありません。それに対して**順序尺度**は、満足度（不満＝1、普通＝2、満足＝3）や学校の成績の5段階評価のように、順序に意味があるデータのことを指します。

量的変数の**間隔尺度**は、西暦や摂氏温度のように間隔に意味があり（相対的な意味を持つ）、数値の大小関係と差の大きさに意味があります。それに対し、**比尺度**は身長、体重、風速、距離のように、数値の大小関係と差だけでなく大きさや比に意味があり、0という値は絶対的な意味を持ちます。摂氏温度が1℃のA地域と30℃のB地域を比較した場合の気温差は29℃になりますが、B地域の方が「30倍暑い」ということにはなりません。一方で、1日の食塩摂取量が5.0gと7.5gでは、後者の方が1.5倍多いということになります。重さ「0g」は摂取していないということになりますので「0」という数値に絶対的な意味があります（**図2-2** ☞p.62）。

連続変数と離散変数

量的変数は、連続変数か離散変数かという視点からも分類されます。**連続変数**は数値で表わされるもので身長や体重、時間など連続的な数値をとるデータであるのに対し、**離散変数**は年齢やサイコロの目、在院日数など、整数の値しかとらない、とびとびの数値で表わされるデータのことです。テストの点数などデータの範囲が大きく刻みの幅が小さい変数は連続変数と見なして分析します（**図2-3** ☞p.62）。

図 2-2 | データの種類（実例）

取得したデータを行列形式のデータベースの形にする時は、データがどの尺度に該当するか意識しながら整理してみましょう。
行列形式のデータベースの形は、分析する時に作成する表をイメージしてください。
行：横の一筋。入力されるデータは分析の単位となり、レコードやケースと言います。
列：縦の一筋。入力されるのは分析に用いるデータで、変数や変量などと呼ばれます。

患者ID	入院回数*	入院年度	入院年月日*	在院日数	診療科名
20157702	2	2016	20160426	82	小児科
23139227	2	2016	20160725	13	消化器内科
15103345	1	2015	20160208	15	循環器内科
15149434	1	2015	20151103	52	脳神経外科
:	:	:	:	:	:

「入院回数」は間隔尺度、「入院年度」「入院年月日」は比尺度

＊「入院回数」は計測したカウントデータで、「入院年月日」は日付型のデータです。分析する際は、取り扱いに注意が必要です。

図 2-3 | 連続変数と離散変数

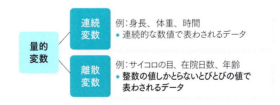

量的変数
- 連続変数：例：身長、体重、時間 ● 連続的な数値で表わされるデータ
- 離散変数：例：サイコロの目、在院日数、年齢 ● 整数の値しかとらないとびとびの値で表わされるデータ

1次データと2次データ

分析するために自ら取得するデータを**1次データ**といい、別なところから入手したデータを**2次データ**といいます。例えば、A病棟の患者の褥瘡の観察をするために日々のケア内容や褥瘡の大きさを観察し記録したデータ

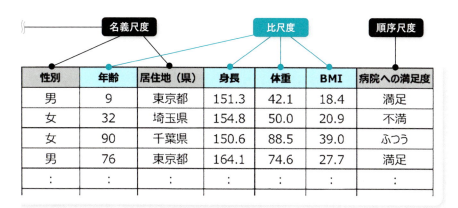

は、1次データになります。一方で電子カルテにあるデータを使って在院日数を分析する場合は、自ら取得したデータではないため、このデータは2次データになります。

 問題

問1 次の❶〜❺のうち、連続変数を1つ選んでください。

❶ 生まれた国
❷ 血液型
❸ 血中クレアチニン値
❹ 入院患者の過去の入院における転倒・転落発生の有無
❺ 在院日数

問2 A～Dのデータのうち、適切な説明をしているものはどれですか。
次の❶～❺から1つ選んでください。

A 1週間の平均睡眠時間は、量的変数のうち連続変数です。
B 最終学歴は、質的変数のうち名義尺度です。
C 病棟の名称は、質的変数のうち順序尺度です。
D 月当たりの病床稼働率は、量的変数のうち離散変数です。

❶Aのみ ❷Bのみ ❸Cのみ ❹AとB ❺BとD

解答はp.170

2-2

統計グラフ

　分析対象の全体的な傾向や特徴をつかむことは、データ分析において、最初に行う不可欠な作業と言えます。グラフにはいくつか種類がありますが、データの特徴や分析の目的に応じて適切にグラフを選択する必要があります。**質的変数**と**量的変数**☞p.60 には、それぞれ適したグラフが存在します。例えば、質的変数は分類や種類の違いを示すデータですので、棒グラフや円グラフ、帯グラフなどが適しています。一方で量的変数は、大きさや量などの数量データですのでヒストグラムや散布図などがグラフとして使われます。

グラフによるデータの集約

1 ── 数量の大小や時間的な変化を示すグラフ

❶ 棒グラフ

　数量の大小を比較するために用いるグラフです。棒の高さ（または長さ）は各カテゴリーの量を示し、値の違いを概観することができます（図 2-4）。

図 2-4 ｜ **インシデント発生の主たる背景要因**

インシデント発生の主たる要因を背景要因別に示したものです。

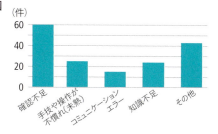

❷ 折れ線グラフ

　時間や大きさ、強さなど数量の時間的・空間的な変化を示す時に用いるグラフです。異なる時点の値がどのように変化していくかを示すことができ、短期・長期的な変化や傾向（トレンド）を示すことができます（図 2-5）。

図 2-5 | 折れ線グラフの例

ある病棟の月別の「重症度、医療・看護必要度」の基準を満たす患者割合（月平均）を示しています。

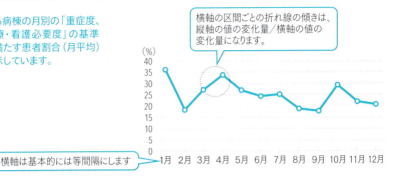

横軸の区間ごとの折れ線の傾きは、縦軸の値の変化量／横軸の値の変化量になります。

横軸は基本的には等間隔にします

2── 割合を示すグラフ

● 円グラフ

全体に対する各項目の割合（構成、内訳）を扇形の面積で示します（**図 2-6**）。

● 帯グラフ

円グラフの他に帯グラフも割合を示すのに適しています。帯グラフは、時点や男女といったカテゴリーで総数の異なる複数のデータを比較するのに適しています（**図 2-7**）。棒グラフは量を比較することができるのに対し、円

図 2-6 | 円グラフの例

2019年度のインシデント発生の主な背景要因の割合を示しています。

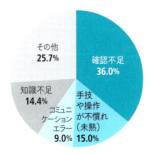

図 2-7 | 帯グラフの例

2020年度と2019年度のインシデント発生の主たる背景要因の割合を比較したものです。背景要因は1事例につき1つ選ぶことになっており、5つのカテゴリーごとに記載されている件数を合計するとその年のインシデント報告件数になります。

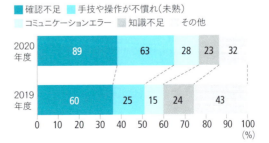

グラフや帯グラフは割合を比較することができます（図 2-8）。

3──積み上げ棒グラフ

積み上げ棒グラフについては図 2-9 を例に説明します。棒の高さで各年のインシデントの発生件数を示しているだけでなく、カテゴリー別（主たる背景要因別）の値も示しています。このことから、カテゴリー別の変化、つ

図 2-8 ｜ インシデント発生の背景要因の件数と割合の比較の例

左の棒グラフによって件数の大小を比べることができます。
一方で右の円グラフでは件数そのものではなく、占有率が比較できます。

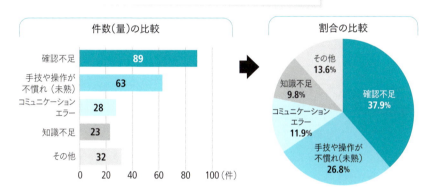

図 2-9 ｜ 積み上げ棒グラフの例

3 年分のインシデント発生の主たる背景要因を比較したものです。

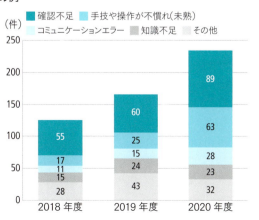

まり主たる背景要因の発生件数の変化も読み取ることができます。棒グラフに示される背景要因の位置（高さ）が年によって異なることから、細かな違いを判断するのは難しいですが、概観することができます。臨床現場で使われることが多い、年度ごとのインシデント発生の背景要因の比較を行う場合は、帯グラフを使った示し方にすると、背景要因別に年度比較が行えます（図 2-7）。

4──複合グラフ

2種類以上のグラフを組み合わせて1つにまとめたグラフを複合グラフと言います。複合グラフは、2つのデータの関係性を見せたい時や2つのデータに関連がなくても1つのグラフで表示したい時に適しています。代表的なものに、雨温図があります。ある地域の降水量と気温の比較を示すもので、降水量を棒グラフ、気温を折れ線グラフで示します。

医療界では、図 2-10 のように新規入院患者数と病床稼働率などを示すのに複合グラフが使われます。図 2-10 のグラフを見ると、新規入院患者数は7月以降減少傾向にありますが、病床稼働率は4月以降上昇傾向を示しています。このことは、当該医療機関における「在院日数の延長」を示唆しており、診療科単位の分析や、在院日数が延長している患者像等に関する分析など、在院日数が延長した要因を特定する分析につなげることができます。

図 2-10 ｜ 複合グラフの例

ある医療機関における新規入院患者数と病床稼働率を示しています。

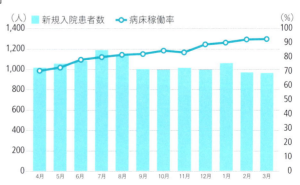

複合グラフは、MicrosoftのExcelで簡単に作成することができます。ぜひ活用してみてください。

グラフの作成はデータを可視化する作業の1つであり、分析結果を端的にかつコンパクトに表現して相手に伝えるために使うものです。グラフを使用することにより、端的に伝えることができれば、議論する内容のレベルも上がります。

誤解を招きやすいグラフ表現

前述した通り、データの傾向や特徴をつかむためにグラフはとても有用ですが、正しく使わなければ誤解を招き、誤った情報を伝えることになります。ここで、誤解を招きやすいグラフ表現の例を示します。

図2-11は、ある術式の2日以内抗菌薬の中止率を月別に示したグラフの例です。このグラフで注目していただきたいのは、図2-11aのグラフの縦

図2-11 | 誤解を招きやすいグラフの例

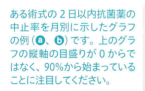

ある術式の2日以内抗菌薬の中止率を月別に示したグラフの例（ⓐ、ⓑ）です。上のグラフの縦軸の目盛りが0からではなく、90%から始まっていることに注目してください。

縦軸の目盛りが0から始まっていない

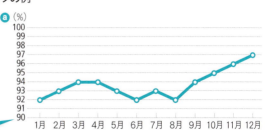

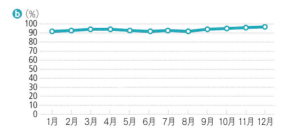

069

軸の目盛りが90%から始まっていることです。これにより、**図2-11a**のグラフは、8月以降中止率が激増しているような印象を与えます。しかしながら、このような結果の場合、**図2-11b**のグラフにすると、折れ線の下部には空白ができてしまい、作成する資料のスペースの問題などからグラフの工夫が必要になることもあります。**図2-11a**のようなグラフ表示は、小さな変動に大きな意味がある時に限って使う方が望ましいでしょう。その場合は、縦軸の目盛りが0から始まっていないことを明示し、誤解を招かないための工夫が必要です。

提示されたグラフを解釈する際は、こういった条件を十分に認識しておく必要があります。

問題

問1 看護師のれい子さんは、就業1～2年目の看護師に対し手指消毒実施に関するアンケート調査を行い、「手指消毒を忘れることがある」と回答した看護師が手指消毒を忘れがちな場面（主たるもの）についての年度ごとの傾向を把握するため、下のグラフを院内会議に提出しました。しかし、その会議で「これでは年度ごとの傾向はわからない」という意見が出ました。

❶「年度ごとの傾向がわからない」理由を述べてください。
❷ 今回のケースをグラフにする場合、適切なグラフの種類は何でしょうか？

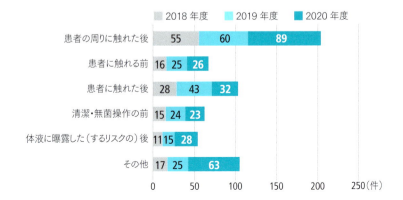

問2 次のグラフは、看護師が当事者となったインシデント報告事例の種類の内訳を平日・休日別に示しています。これらの円グラフから読み取れることとしてA〜Cの3つの意見がありました。正しい組み合わせはどれか、次の❶〜❺のうちから最も適切なものを選んでください。

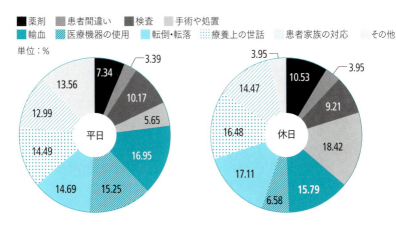

A 休日の「転倒・転落」と「療養上の世話」に関するインシデントは、休日に発生した報告事例の約3分の1である。
B 平日の「輸血」に関するインシデント報告事例は約17%であるから、医師の「輸血」に関するインシデント報告事例も約17%である。
C 休日の「その他」の事例が少ないのは、平日の「その他」の事例が多いからである。

❶ Aのみ　❷ Bのみ　❸ Cのみ　❹ AとBのみ　❺ AとCのみ

問3 看護師のれい子さんは、2017年度から2020年度に自院で発生した薬剤間違いに関するインシデント報告のうち、新人看護師が当事者となった割合を示したものを表にまとめ、薬剤間違いに関する新人看護師のインシデントの発生が増えていることを、積み上げ棒グラフと折れ線グラフの複合グラフで表現しようと考えています。次の質問に答えてください。

❶ グラフの横軸に設定する変数として適切なものは何ですか？
❷ 棒グラフ、折れ線グラフで表すのに適切な変数は何ですか？

	報告事例の件数（件）		薬剤間違いにおける新人看護師が当事者となった割合（％）
	薬剤間違い	薬剤間違い以外	
2017年	99	15	15.2
2018年	143	15	10.5
2019年	168	39	23.2
2020年	172	18	10.5

問4 下のグラフは、A病院のある年度の入院稼働額と病床稼働率を示したグラフです。このグラフの解釈として適切でないものを2つ選んでください。

❶ 入院稼働額は病床稼働率に比例する。
❷ 2月の入院稼働額が少ないのは日数が少ないことによる可能性がある。
❸ 年度初めの4月と5月は入院稼働額が低いが病床稼働率は90％を超えている。
❹ 3月の病床稼働率は75％を下回る。

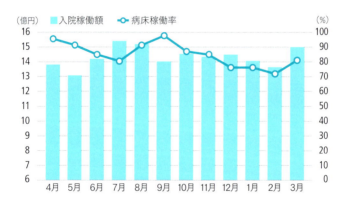

解答はp.170

2-3

データの集計 ❶度数分布表

　本項では、データのばらつきの程度（分布）の表し方の1つである度数分布表を紹介します。

度数分布表で全体像が把握できる

　「データの種類」の項☞p.60で説明した通り、データには質的データと量的データの2種類があります。質的データはカテゴリーや分類、分類の違いを記録するために使うデータであり、量的データは大きさや量などの数量データです。度数分布表はこれらのデータのばらつきや偏り具合（分布）についてわかりやすく表にしたものです。

　表2-1をご覧ください。これはインシデントレポート報告状況（質的データ）に関して、いつ（何年度に）、どこの部署で、あるいはどのような要因で

表2-1 | インシデントレポートの報告状況（2018〜2020年度）

年度	報告者の職種	インシデント発生部署	インシデント発生要因
2018	看護師	1東病棟	手技や操作が不慣れ（未熟）
2018	医師	2西病棟	コミュニケーションエラー
⋮	⋮	⋮	⋮
2019	看護師	外来	知識不足
2019	看護師	2西病棟	コミュニケーションエラー
⋮	⋮	⋮	⋮
2020	薬剤師	3東病棟	知識不足
⋮	⋮	⋮	⋮

インシデントが発生したのか、またそのインシデントを報告した職種は何かについて個別の情報を記載したものです。このままでは、インシデントがどのような部署でよく発生するのか、発生する要因として多いものは何か、あるいはどういった職種からよく報告され、どういった職種からはあまり報告されないのか等といった情報を読み取るのが大変です。そこで、インシデントレポートに関する発生や報告状況についての全体像（ばらつきや分布）を容易に捉えることができるように度数分布表を活用します。

表 2-2 は看護師の超過勤務時間に関する個人データで、量的なデータです。度数分布表を活用することで、質的データと量的データいずれに関しても、全体像の把握が可能となります。

表 2-3 は質的データである**表 2-1** のデータをもとに、インシデント発生要因という切り口で、各発生年度の発生数を整理した度数分布表です。これは前項の**図 2-7**～**図 2-9** ☞pp.66～67 のもととなった表ですが、度数分布表を作成することでインシデントの発生要因のばらつき（偏り）が把握しやすくなっています。それぞれの年度において、どういった要因でインシデントが発生しているのか、その偏り具合がわかります。2018 年度（**表 2-3a**）や 2019 年度（**表 2-3b**）の場合「確認不足」が突出して多いことがわかりますし、2020 年度（**表 2-3c**）の場合は「確認不足」がもっとも多いのは変わりませんが、「手技や操作が不慣れ（未熟）」という要因もかなりの部分を占めるようになっています。

表 2-2 | 看護師の超過勤務時間（個人データ）

氏名	超過勤務時間
小川 茜	12 時間 20 分
冨田 香織	4 時間 40 分
山本 綾子	8 時間 35 分
田中 良太	29 時間 50 分
高橋 沙耶香	21 時間 10 分
⋮	⋮

表 2-3 | インシデント発生要因の状況

ⓐ 2018 年度

インシデント発生要因	2018 年度
確認不足	55
手技や操作が不慣れ（未熟）	17
コミュニケーションエラー	11
知識不足	15
その他	28

（つづく）

表 2-3 | インシデント発生要因の状況（つづき）

ⓑ 2019 年度

インシデント発生要因	2019 年度
確認不足	60
手技や操作が不慣れ（未熟）	25
コミュニケーションエラー	15
知識不足	24
その他	43

ⓒ 2020 年度

インシデント発生要因	2020 年度
確認不足	89
手技や操作が不慣れ（未熟）	63
コミュニケーションエラー	28
知識不足	23
その他	32

表 2-4 | 看護師の超過勤務状況

超過勤務時間(時間) 以上　未満	度数（人）	相対度数（％）	累積度数（人）	累積相対度数（％）
0 〜 5	12	8.0	12	8.0
5 〜 10	20	13.3	32	21.3
10 〜 15	45	30.0	77	51.3
15 〜 20	40	26.7	117	78.0
20 〜 25	20	13.3	137	91.3
25 〜 30	13	8.7	150	100.0
合計	150	100	—	—

　表 2-4 は量的データである表 2-2 のデータをもとに、超過勤務時間をいくつかのカテゴリーに分け、そのカテゴリーに該当する人数を集計した度数分布表になります。超過勤務時間について全体を見たところ、0〜30 時間と値が大きくばらついていた（値の範囲が広かった）ため、5 時間ごとに値を区切って（カテゴリーを作成し）度数分布表を作成しています。看護師の超過勤務状況に関する分布（ばらつきや偏り）が一目で把握できます（表 2-4 では度数や相対度数といった用語が使われていますが、これは次の項で説明します）。

度数分布表に関連する用語をおさえよう

　度数分布表では度数、階級、階級値、相対度数、累積度数、累積相対度数といった用語が使われます。

　度数とは、そのデータの値や値の範囲に該当する個数です。例えば**表 2-4**の超過勤務時間 5～10（時間）の度数は「20」です。**階級**とは、変数が取る値の範囲をグループ分けした区間のことです。「0 以上～ 5 未満」「5 以上～10 未満」といったものが階級に当たります。また、各階級を代表する値が**階級値**です。各階級の上限と下限の中央の値となるため、20 以上～ 25 未満（時間）の階級の階級値は「22.5」になります。

　相対度数は全体に占める各階級の度数の割合です。超過時間 0 以上～ 5 未満（時間）の度数「12」は全体「150」の 8.0％を占めるため、相対度数は8.0％となります。**累積度数**は小さい階級からそれぞれの度数を合計（累積）したもの、**累積相対度数**は同じく小さい階級からそれぞれの相対度数を合計したものになります。

　表 2-4 の度数分布表から、超過勤務時間が 10 以上～ 15 未満（時間）の看護師が 45 人いて、それらは全体の 30.0％を占めることがわかります。また、この階級の累積相対度数が 51.3％であるということは、0 以上～ 5 未満（時間）、5 以上～10 未満（時間）、10 以上～ 15 未満（時間）の看護師を合計すると全体の 51.3％に当たるということになりますので、全体の半数以上の看護師の超過勤務時間が 15 時間未満であることがわかります（ちなみに、累積度数が 77 ということは、77 人の看護師の超過勤務時間が 15 時間未満ということです）。

　度数分布表からはさまざまな情報を読み取ることができますが、この度数分布表をもとにグラフ化することで、さらにデータを深く解釈することができるようになります。例えば、**表 2-3** をもとに作成した**図 2-7～2-9** ☞pp.66 ～ 67 はその一例です。その他、連続変数の量的データの度数分布表をもとに、視覚的によりわかりやすくするためヒストグラムを作成することもあります。

問1 下の表は、ある病棟の1週間の超過勤務時間をまとめたものです。表中の（ア）〜（エ）にそれぞれ当てはまる数を求めてください。

超過勤務時間（時間） 以上　未満	度数（人）	相対度数（％）	累積度数（人）	累積相対度数（％）
0 〜 2	10	5.0	10	5.0
2 〜 4	9	4.5	19	9.5
4 〜 6	15	7.5	（ア）	17.0
6 〜 8	40	20.0	74	37.0
8 〜 10	（イ）	15.0	104	52.0
10 〜 12	33	16.5	137	68.5
12 〜 14	28	（ウ）	165	82.5
14 〜 16	6	3.0	171	85.5
16 〜 18	11	5.5	182	（エ）
18 〜 20	7	3.5	189	94.5
20 〜	11	5.5	200	100.0
合計	200	100	—	—

問2 右下の表は、ある1か月間、A病棟とB病棟で勤務時間外に看護記録に費やした時間を調査し、1日当たりの平均値を階級別に度数分布表に整理したものです。

❶ 勤務時間外に1日当たり30分以上を記録に費やしている看護師の割合が大きいのは、A・Bどちらの病棟か、表中の数値を使って説明してください。

❷ C病院の看護師にアンケート調査を実施したところ、勤務時間外に1日当たり2時間以上3時間未満を記録に費やしていると回答した看護師の相対度数は、42％でした。C病院の看護師が350人だった場合、勤務時間外に2時間以上3時間未満を記録に費やしている看護師は何人ですか。

記録作成時間（分） 以上　未満	度数（人数） A病棟	B病棟
0 〜 15	8	10
15 〜 30	18	18
30 〜 45	9	11
45 〜 60	7	6
60 〜 75	2	3
75 〜	1	2
合計	45	50

解答は p.171

2-4

データの集計 ❷ ヒストグラム

　本項では連続型の量的データの度数分布表をもとに作成可能なヒストグラムについて紹介します。「量的データ」「連続変数」「度数分布表」といった用語は覚えていますか？　自信がない方はこれまでのページを確認してください（「量的データ」☞p.60、「連続変数」☞p.61、「度数分布表」☞p.73）。

ヒストグラムとは

　ヒストグラムとは、度数分布における「階級」を「底辺」とし、「度数」を「高さ」にした棒グラフです。具体的には、横軸に階級を取り、それぞれの階級に対する度数を、その階級の区間上に長方形の棒で（柱のように）表します。したがってヒストグラムでは、必ず横軸が階級、縦軸が度数になります。また、階級（横軸）は連続した順番に並べる必要があります。さらに、それぞれの長方形（柱）の間隔は空けないように作成します（図2-12）。
　ヒストグラムは、通常の棒グラフと同様に、数字（度数）の大きさを棒の長さで表現するグラフであり、見た目も似ていますが、棒グラフとは大きく

図 2-12 | **看護師の超過勤務状況**

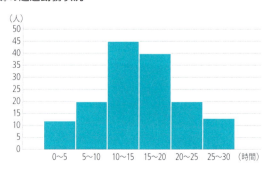

異なります。前述の通り、ヒストグラムは横軸が階級で縦軸は度数と決まっていますし、横軸の順番も決まっています。一方、棒グラフは、縦軸を個数にしても割合にしても自由ですし、横軸は名義尺度を始めとしたカテゴリーで表される変数であれば特に制限はありません。また、横軸はそれぞれカテゴリー間で独立なので順番に制限もありません（棒の長いものから順番に並べても大丈夫です）。使用目的も、ヒストグラムは主に分布（ばらつき）を表すために用いられるのに対して、棒グラフは主に数量の大きさを表すために用いられます。

　ヒストグラムを描く際には、階級を適切に設定する必要があります。階級の数が多い（階級の幅が小さい）と、それぞれの階級に入る度数が小さくなり、全体の傾向が把握しづらくなります（どの階級の棒の長さも同じようになり、特徴が見えづらくなります）。逆に階級の数が少ない（階級の幅が大きい）と、全体の大きな傾向は把握できても細部が把握しづらくなる可能性があります（1つの階級の中に含まれるデータの個数が多くなるため、その中での細かいばらつき等の特徴が見えづらくなります）。

　そのため、データの個数を考慮しながら、試行錯誤しながら階級を設定し、データ全体の傾向を最もわかりやすく示すグラフを作成する必要があります。一般的には、階級の数は5～15程度が適切と言われていますが、データの個数が少ない場合は、5～10程度の階級の数が適切だと思われます。

ヒストグラムの形状

　ヒストグラムは、一般的に山のような形状になりますが、その形状にはいくつかパターンがあります。山の高いところ（**峰**や**ピーク**と呼ばれます）がいくつあるのか、またそれが横軸のどのあたりにあるのか等で、パターンが大きく分けられます。

　図2-13 ☞p.80 は峰が1つで左右対称（山の頂点が横軸の中央あたり）のヒストグラムです。データ集団が比較的均一な集団の場合、平均値を中心に値が大小同じようにばらつくため、このような形状になります。例えば日本

図 2-13 │ 単峰性（峰が1つ）で左右対称のヒストグラム

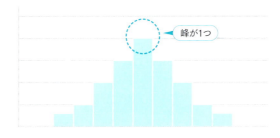

図 2-14 │ 多峰性（峰が複数）のヒストグラム

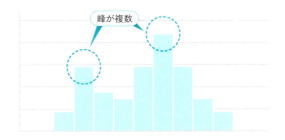

の30歳男性の身長についてヒストグラムを描くとこの形状になります。平均身長に近い値（身長）であればあるほど、その値に該当する人が多くいる一方、平均身長の値から離れれば離れる（極端に身長が高かったり低かったりする）ほど、該当する人が少なくなるためです。

　図 2-14 は峰が2つ（複数）のヒストグラムです。峰が複数になる代表的な原因としては、データに複数の特性を持つ集団が混在している（例えば、大人と子ども、男性と女性、若者と高齢者等）場合があります。それぞれの集団で1つの峰を中心に値がばらついているため、このような形状になります。そのため分析の際には、特性ごとに区分する必要があります。これを層別化と言います。例えば、眼科と脳神経外科の患者で構成される混合病棟における在院日数についてヒストグラムを描くと、一般的には眼科患者で1つの峰（短い在院日数）を作り、脳神経外科患者で1つの峰（長い在院日数）を作ることになります。したがって、眼科患者と脳神経外科患者は分けてヒ

ストグラムを描く必要があります。あるいは、別のパターンとしては、中央あたり（谷のようになっている階級）のデータが間違っている場合も、峰が2つになることがあります。本来谷になっている部分の数値が正しい値だったにもかかわらず、データ入力の精度等が悪いためその値より低い値や高い値としてデータが作成されている場合があるためです。

　図 2-15 は、峰は 1 つですが、左右対称ではないヒストグラムです。左右対称にならない原因としては、さまざまありますが、分布そのものが偏っている場合、あるいは裾の部分に他と異なるデータが一定数ある場合等が考えられます。前者の分布そのものが偏っている例としては、比較的簡単な試験問題を作成した場合に起こることがあります。試験問題が簡単だったため、ほとんどの人が高得点（多くの人が 100 点に近い得点）で、点数が低い人はあまりいない状態の場合、高得点の階級に峰ができ（度数が最大になり）、そこを頂点にそれより点数が低い（低得点の階級の度数）人が少しずつ出現するためです（この場合、左に長い裾を引いたヒストグラムになります）。後者の裾の部分に他と異なるデータが一定数ある例としては、身長のグラフ

図 2-15 左右対称でない（左あるいは右に裾を引いた）ヒストグラム

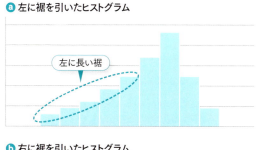

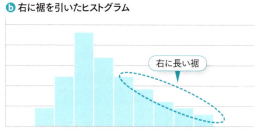

図 2-16 | 外れ値が存在するヒストグラム

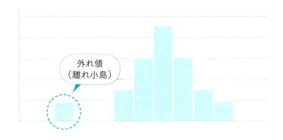

において平均身長より高い人が一定数いる場合等です。例えば、（日本の高校生に比べて高身長の）海外からの留学生が一定程度いる男子高校の学生の身長でヒストグラムを描く場合を考えてみましょう。おそらく日本の高校生の身長だけを使うと、単峰で左右対称のヒストグラムになります。また、高身長の留学生の身長だけを使うと、そちらからは日本の高校生で描いたヒストグラムより高いところが峰となるような単峰で左右対称のヒストグラムが描けます（日本の高校生だけのグラフより峰が右側で、かつ山の大きさが小さいヒストグラムです）。そのため、この高校の高校生の身長でヒストグラムを描くと、この2つのヒストグラムが組み合わさって、見かけ上、右に裾を引いたヒストグラムになるわけです。

　図 2-16 は外れ値が存在する（あるいは外れ値が一定数存在するため離れ小島が存在する）ヒストグラムです。ここでいう外れ値とは、他のデータから極端に違う値（「極端に違う」の定義や判断方法は複数存在）のことです。この外れ値が存在する原因としては、特別な背景のある例外的なデータが混在している場合、あるいはそもそもデータの精度が低い場合等が考えられます。例えば、前者の特別な背景のある例外的なデータが混在している例としては、男子学生が多い工業高校の学生の握力のデータでヒストグラムを描くと、一部の女子の値が外れ値となる場合があります。また、後者のそもそもデータの精度が低い例としては、単純にデータ入力のミスが発生した場合等です。

ヒストグラムからわかること

　ヒストグラムからは、形状パターンで説明した通り、峰の数や場所（中心の場所）がどのような状況なのか、また、裾の広がり方がどのような状況なのかがわかります。

　峰は、その前後の階級と比べて度数が多い階級を示しますので、どのあたりの値にデータが集まっているのか、その集まりは1つなのか複数なのかがわかります。また裾の広がり方から、データが峰（度数が多い階級）を中心にどのようにばらついているのかがわかります。裾が短い、言い換えれば、尖った形状の場合、値のばらつきが小さいことを表し、裾が長い（なだらかな形状の）場合、値のばらつきが大きいことを表します。つまり、データ全体の傾向である「偏り」や「ばらつき」の状況が一目でわかるということです。度数分布表でも同じことがわかりますが、グラフの方がより視覚的にわかりやすくなっています。

　なお、ヒストグラムを見る時には注意点もあります。前述の通り、ヒストグラムの形状は、階級の設定方法に大きな影響を受けます。階級をどう設定するかが、それぞれの階級に属する度数に影響を与えるためです。階級の数や幅は、ヒストグラムの形状に大きく影響するものなので、ヒストグラムを見たり作成したりする際には、その点に注意してください。

問題

問1　次のヒストグラムは、ある疾患について、A病院とB病院のそれぞれ7月から9月まで（92日分）の各日の入院患者の「重症度、医療・看護必要度」評価の基準を満たす患者割合（％）を集計したものです。このヒストグラムは横軸の区間に該当する日が何日あったかを示しています。ばらつきが大きいのはどちらの病院ですか。1つ選んでください。

❶A病院　❷B病院

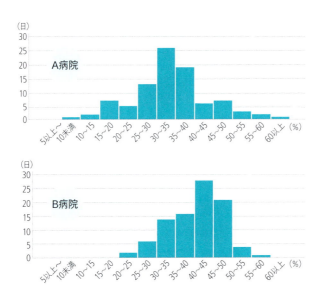

問2 次のヒストグラムについてaとbのコメントが寄せられました。コメントの正誤を○×で示した組み合わせとして正しいものを❶〜❹の中から1つ選んでください。

a 山が2つできているのは階級の幅が狭すぎる（階級の数が多すぎる）ためである。階級の幅を広く取り、階級の数を減らさなければならない。

b ほぼ左右対称なので、平均値を代表値としてよい。

❶ a：○ b：○　❷ a：○ b：×
❸ a：× b：○　❹ a：× b：×

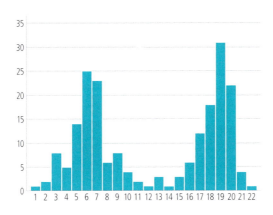

解答は p.171

084

2-5

データの要約 ❶代表値

　代表値は、多くの数値の集まりである集団を1つの値で代表させる時に使います。集団のばらつきや偏りによって適切な代表値が異なります。よく使われる値に「平均値」がありますが、他にも「中央値」や「最頻値」があります。

平均値

　平均値とは、読んで字のごとく「平らに均（なら）した値」で**ミーン**（mean）とも言います。**図 2-17** ☞p.86 を例に説明すると、変量（ここでは在院日数）について N 個（ここでは 31 個）のデータが得られた時の平均値は、在院日数の総和をデータ数で割った値になります。

$$\text{平均値（平均在院日数）} = \frac{1}{31}(2\times1 + 3\times2 + 4\times3 + 4\times2 + \cdots\cdots 100\times1) = 10.26$$

　集団の分布が左右対称の場合は平均値が集団の中心の値となりますが、左右対称でない場合は、平均値がその集団を代表する値としては適切でないことがあります。

　図 2-17 の例で説明すると、この病棟の患者の在院日数は左右対称ではなく右側に裾が長くなっています（**図 2-17** では、在院日数 14 日から 100 日の間を省略しています）。この場合、平均値は 10.26 日となりますが、在院日数 6～8 日の患者が 15 人でこの集団の約半数を占めていますので、10.26 をこの集団の代表的な値と言うには違和感があります。この乖離の原因は、在院日数 100 日の患者の存在です。このように突出した異常な値を**外れ値**

図 2-17 データからのさまざまな代表値の計算

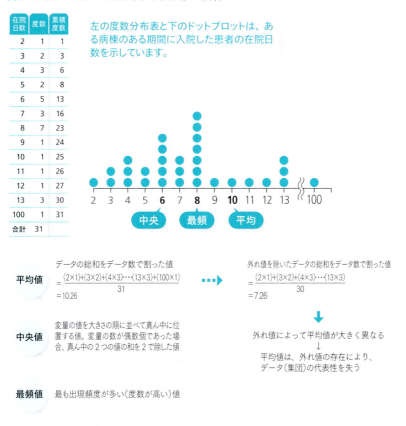

と言います。平均値は外れ値の影響を受けます。もし、この外れ値が存在しなければ、平均値は 7.26 となります。このように、分布が左右対称でない集団や裾が長い分布、外れ値が存在する集団では、平均値が集団を代表しない値となる場合があります。

中央値

中央値も読んで字のごとく、観測した値を大きさの順に並べて中央に位置

する値で、中位数、**メジアン** (median) とも言います。データの数 (n) が奇数の場合、真ん中の値 ($\frac{1}{2}$(n+1) 番目の値) が中央値になります。偶数の場合は、真ん中の 2 つの値の和を 2 で除した値 ($\frac{n}{2}$ 番目と $\frac{1}{2}$(n+1) 番目の値の平均値) が中央値になります (例えば、データの数が 8 個の場合、4 番目と 5 番目の値の和を 2 で割った値)。中央値は、外れ値の影響を受けません。

最頻値

最頻値も読んで字のごとく、最も出現頻度が多い (度数が高い) 値で、**モード** (mode) とも言います。連続変数でデータ数が多い場合、ヒストグラムの度数が最も多くなる値が最頻値になります。データの数が少ない場合は、度数が同じ値になるものが複数出現する場合があります。その場合、近くにあるデータの数も加味して判断できるよう、階級値を使って (つまり、いくつかの値を合算して) 度数分布表を作成し、度数が最も多い階級の代表値を最頻値とすることもあります。

3 つの代表値の関係

平均値・中央値・最頻値は、左右対称の 1 つの山からなる分布をしたデータ (集団) である場合、ほぼ同じ値になります (**図 2-18a** ☞p.88)。これに対して右側に裾が長い分布 (L 字型) (**図 2-18b**) では、平均値は中央値より小さくなります。逆に左側に裾が長い分布 (J 字型) (**図 2-18c**) では、中央値は平均値より大きくなります。前述の通り、平均値は外れ値の影響を受けるのに対し、中央値や最頻値は外れ値の影響をほぼ受けませんので、データの散らばりがどのような場合でも代表値になり得ます。ただし、最頻値はデータの分布の形によって複数存在する場合が生じます。この 3 つの値から、皆さんが対象とする集団 (分析する集団、見ている資料の中で対象となって

図 2-18 | 分布の違いと代表値への影響

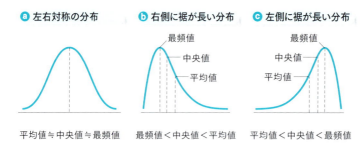

いる集団）の特徴を捉えることは、その集団から導き出されるさまざまな集計値や分析結果を読むための最初の一歩となります。

問1 ある病棟の看護師 40 人の 1 年間の年休取得日数は、以下に示す通りでした。

平均値＝ 9、中央値＝ 7、最頻値＝ 4、最小値＝ 2、最大値＝ 27

この結果を a〜c のように考えました。3 つの考えについて正しい組み合わせを 1 つ選んでください。

a 半数を超える看護師が 9 日以上の年休を取得している。
b 半数の看護師は取得した年休日数が平均より少ない。
c この病棟の看護師の年休取得日数は 4 日の人が最も多かった。

❶ a：◯ b：◯ c：× ❷ a：◯ b：× c：◯
❸ a：× b：◯ c：◯ ❹ a：× b：× c：◯

問2 ある病棟の 10 日間の「重症度、医療・看護必要度」（以下、看護必要度）の評価基準を満たす患者割合（％）を昇順に並べた結果は次の通りでした。

19.2、21.7、22.5、23.3、24.5、25.6、26.8、27.3、29.9、63.1
平均値＝ 28.4　中央値＝ 25.1

この結果について、a〜c の意見が出ました。3 つの意見について正しい組み合わせを 1 つ選んでください。

a 平均値をデータの中心と捉え、「この病棟の看護必要度の評価基準を満たす患者割合は28.4％程度と考えられる」とすることは妥当である。

b 中央値をデータの中心と捉え、「この病棟の看護必要度の評価基準を満たす患者割合は25.1％程度と考えられる」とすることは妥当である。

c 63.1％は他の観測値と比較して大きく異なることから値の真偽を確認したほうがよい。

❶ a：◯ b：◯ c：× ❷ a：◯ b：× c：◯
❸ a：× b：◯ c：◯ ❹ a：× b：× c：◯

解答は p.171

2-6

データの要約 ❷ 箱ひげ図

　箱ひげ図は、ヒストグラムと同様にデータのちらばりや偏りを表現し比較するのに便利なグラフで、個々のデータが示されていなくても箱と箱からのびる線（ひげ）でデータの分布を概観することができます。

箱ひげ図で用いる用語

　箱ひげ図は、**最小値・第 1 四分位数・中央値・第 3 四分位数・最大値**の 5 つの値で示されます（**図 2-19**）。
　ひげの端が最小値と最大値を示し、箱の両端は第 1 四分位数と第 3 四分位数を示します。また、箱の中の線は、中央値を示します。第 1 四分位数とは、**25 パーセンタイル値**とも言い、データを小さい順に並べて 25% のところにある値（例えば 100 のデータがあった場合、小さい順に 25 番目のデータ）です。同様に第 3 四分位数は **75 パーセンタイル値**とも言い、第 2 四分位数は **50 パーセンタイル値**、中央値とも言います。ひげの長さ（最大値－最小値、最大値と最小値の差）を範囲といい、箱の大きさ（第 3 四分位数－第 1 四分位数、第 3 四分位数と第 1 四分位数の差）は四分位範囲を示します。箱ひげ図の形によって、データ（対象とする集団）の分布をイメージすることができます（**図 2-20**）。
　データが団子状に分布している場合は特に問題ありませんが、極端に小さいもしくは大きい値があった場合、「外れ値」として認識する必要があります。外れ値の基準は、箱の外側で四分位範囲の 1.5 倍もしくは 3 倍よりも離れた値になります。したがって、外れ値が存在する場合のひげの終点は、外れ値の値を考慮した値になります。図によっては、ひげの終点を 10 パーセンタイル値、90 パーセンタイル値にすることもありますので、その図で示さ

図 2-19 | 基本の箱ひげ図

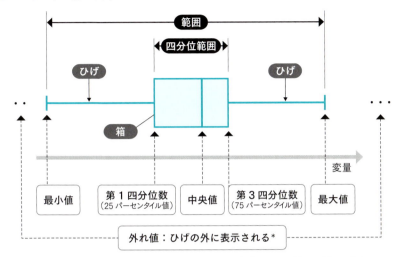

*この図では、第1四分位数や第3四分位数から四分位範囲の1.5倍以上離れた値を外れ値と判断し、外れ値以外のデータの最小値や最大値を示しています。

図 2-20 | 分布と箱ひげ図の関係

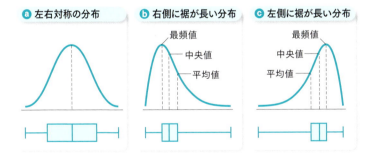

れているひげの両端が何を示しているかを確認する必要があります。また、外れ値は、分析の目的によって除外すべきかを決める必要があります。

箱ひげ図でわかること

図 2-19 は、箱ひげ図の基本概念を示したものです。ひげが長いと裾が長

い分布であることがわかります。箱は全データの半数が位置する値を示していますので、箱が小さいと、この集団の半数は比較的近しい値にあることがわかります。

例えば、入院期間（在院日数）が平均的には10日だとしても、多くの患者が10日前後の場合と、ほとんどの患者が1週間以内で少数の患者が何十日も入院している場合では、入院期間を短縮する工夫を考える時のアプローチが異なります。後者なら、何十日も入院している患者に着目し、入院期間を短くすることを考えます。一般に、ばらつきが大きいことに注目すると、なぜそんなにばらついているのかと理由を考えることで、改善すべき対象集団や改善策がより明確になります。このように、箱ひげ図で分析対象集団の特徴（分布）を把握することができます。

箱ひげ図を使う時の注意点

複数の山を持つ分布のデータの場合、箱ひげ図ではそれを表現できないため、有効ではありません。データの分布を把握するには、まずはヒストグラムを書いてデータ全体を概観することが重要です。

問題

ある病院の3病棟の6月の重症度、医療・看護必要度評価基準を満たす患者割合の記述統計を示したものが下の表になります。

	最小値	第1四分位数	中央値	第3四分位数	最大値
A病棟	15.0	25.6	31.7	39.9	47.4
B病棟	2.0	9.1	17.8	30.7	38.5
C病棟	2.0	13.6	17.1	23.4	38.5

(問1) 先の表に示す病棟に対応する箱ひげ図の組み合わせを1つ選んでください。

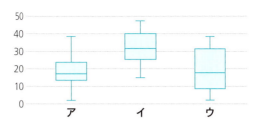

① A病棟：イ　B病棟：ア　C病棟：ウ
② A病棟：ア　B病棟：ウ　C病棟：イ
③ A病棟：イ　B病棟：ウ　C病棟：ア
④ A病棟：ウ　B病棟：イ　C病棟：ア

(問2) 上記の箱ひげ図から読み取れることとして、下の1～4のうち誤っているものを1つ選んでください。

① B病棟とC病棟の四分位範囲は同じである。
② B病棟とC病棟の範囲は同じである。
③ 3つの病棟のうち四分位範囲が最も小さいのはC病棟である。
④ B病棟の四分位範囲はA、C病棟と比較して大きいことから、仮に重症度、医療・看護必要度評価基準を満たす患者割合が高い方が病棟が忙しいとすると、B病棟は、忙しい日とそうでない日の差が他の病棟より大きいと言える。

解答は p.172

2-7

2変量のデータ

　皆さんが日頃扱うほとんどのデータ（日常業務で収集しているデータやアンケートで収集するデータ等）は、複数の項目（変数）で構成されていると思います。例えば、患者満足度に関する質問紙調査のデータであれば、各項目に対する満足度の状況だけではなく、患者属性に関する情報（性別や診療科、病棟等）も収集していることでしょう。そのため、1変数だけではなく複数の変数を組み合わせて分析することで、さまざまな分析が可能となります。

　本項では、2変数以上のデータをかけ合わせる（クロスする）ことで、データの傾向や違いに関して、より詳細に把握できるクロス集計について紹介します。

単純集計とクロス集計

　集計とは、「データをさまざまな条件で集めて、その条件に該当する個数や件数をカウントする（数える）こと」です。集計は、単純集計とクロス集計の2つに大きく分けられます。

　単純集計とは、「1変数についてそれぞれの値を取るものがいくつあるか集計すること」であり、その結果を表にしたものが単純集計表になります。「度数分布表」の項の**問1の表** p.77 や表2-4 p.75 で紹介した看護師の超過勤務状況に関する度数分布表は、単純集計表の一例です。

　一方、**クロス集計**とは、「2変数以上のデータについて1つの変数の値ごとに他の変数のそれぞれの条件に該当するものがいくつあるか集計すること」であり、その集計結果を表にしたものが**クロス集計表**です（**分割表**とも呼ばれます）。つまり、クロス集計表は、複数の項目に対して、項目それぞ

表 2-5 | A 病棟における重症度、医療・看護必要度該当患者状況（2022 年 8 月）

単位：人日

診療科	重症度、医療・看護必要度基準 該当	重症度、医療・看護必要度基準 非該当	計
整形外科	180	320	500
皮膚科	130	370	500
計	310	690	1,000

れの条件を同時に満たす場合の数を集計した表ということになります。

表 2-5 は、2022 年 8 月の A 病棟における看護必要度の基準に該当した患者の状況に、診療科の情報を組み合わせたクロス集計表になります。A 病棟の看護必要度該当患者割合については、全体では 31.0%（310÷1,000＝0.31）となっています。しかし、より詳細に、診療科別で見ると、整形外科は 36.0%（180÷500＝0.36）と高いものの、皮膚科は 26.0%（130÷500＝0.26）と低い状況です。つまり看護必要度という観点からは、整形外科の方が看護の必要度の高い患者さんが多いということになります。診療科の情報を組み合わせることで、全体の看護必要度該当患者割合からはわからなかった情報が付加されています。

クロス集計を実施することで、データの特徴について複数の変数を関連付けながら把握する（複数の変数を考慮して解釈する）ことが可能になります。単純集計では全体像だけが把握可能ですが、クロス集計によって、より詳細な特徴を把握することが可能となるわけです。

クロス集計表

クロス集計表では、集計結果を度数や割合で表します。表 2-6 ☞pp.96〜97 は B 病院の病棟におけるインシデント発生状況です。表 2-5 と異なり、表中には度数だけではなく、割合の値も表されています。これは各病棟におけるインシデント発生件数全体に対する各インシデント発生要因件数の割合です。

095

表 2-6 | B病院の病棟におけるインシデント発生状況（2022 年度）

ⓐ 各病棟におけるインシデント発生要因の比較　　　　　　　　　　単位：件（%）

発生病棟	インシデント発生要因					計
	知識不足	確認不足	手技や操作の不慣れ	コミュニケーションエラー	その他	
東病棟	15 (15.0)	50 (50.0)	25 (25.0)	8 (8.0)	2 (2.0)	100 (100)
西病棟	5 (4.9)	40 (39.2)	42 (41.2)	10 (9.8)	5 (4.9)	102 (100)
南病棟	30 (27.3)	30 (27.3)	20 (18.2)	20 (18.2)	10 (9.1)	110 (100)
計	50 (16.0)	120 (38.5)	87 (27.9)	38 (12.2)	17 (5.4)	312 (100)

（つづく）

　クロス集計では割合を計算する際に 3 つの方法があります。①全体を 100％とする場合、②横の和を 100％とする場合、③縦の和を 100％とする場合です。

　表 2-6a は、各病棟のインシデント発生要因を比較したいと考え、②横の和を 100％とする方法で計算したものです。東病棟では確認不足というインシデント発生要因が全要因の半数を占めているため、主に確認不足でインシデントが発生していることがわかります。また、西病棟では手技や操作の不慣れが主要なインシデント発生要因であることがわかります。つまり、それぞれの病棟におけるインシデント発生要因の特徴がわかります（インシデント発生要因間での比較が可能です）。

　一方、③縦の和を 100％とする方法で計算すると、どうでしょう（**表 2-6b**）。例えば、知識不足というインシデント発生要因に着目すると、60％が南病棟で発生していることがわかります。また、コミュニケーションエラーについても、半数以上が南病棟で発生していることがわかります。つまり、先ほどと異なり、今度は各要因における病棟間の比較ができます。

　また、クロス集計表では、横と縦の組み合わせを変えることで違った視点からの分析が可能となります。**表 2-7** は B 病院全体におけるインシデント発生状況の表ですが、**表 2-6** と違い、縦の項目がインシデント発生年度に

表 2-6 | B病院の病棟におけるインシデント発生状況（2022年度）（つづき）

ⓑ 各インシデント発生要因における病棟間の比較

単位：件（%）

発生病棟	知識不足	確認不足	手技や操作の不慣れ	コミュニケーションエラー	その他	計
東病棟	15 (30.0)	50 (41.7)	25 (28.7)	8 (21.1)	2 (11.8)	100 (32.1)
西病棟	5 (10.0)	40 (33.3)	42 (48.3)	10 (26.3)	5 (29.4)	102 (32.7)
南病棟	30 (60.0)	30 (25.0)	20 (23.0)	20 (52.6)	10 (58.8)	110 (35.3)
計	50 (100)	120 (100)	87 (100)	38 (100)	17 (100)	312 (100)

表 2-7 | B病院におけるインシデント発生状況（2020〜2022年度）

単位：件（%）

インシデント発生年度	知識不足	確認不足	手技や操作の不慣れ	コミュニケーションエラー	その他	計
2020年度	150 (15.0)	500 (50.0)	250 (25.0)	80 (8.0)	20 (2.0)	1,000 (100)
2021年度	150 (12.0)	550 (44.0)	350 (28.0)	150 (12.0)	50 (4.0)	1,250 (100)
2022年度	180 (8.6)	700 (33.3)	920 (43.8)	200 (9.5)	100 (4.8)	2,100 (100)
計	480 (11.0)	1,750 (40.2)	1,520 (34.9)	430 (9.9)	170 (3.9)	4,350 (100)

なっています。表2-6からは、病棟とインシデント発生要因との関係において、インシデント発生状況にどのような特徴（傾向や違い）があるのか把握可能でしたが、表2-7からはインシデント発生年度とインシデント発生要因との関係において、インシデント発生状況にどのような特徴があるのか把握可能となります。

したがって、何と何を比較したいのか、あるいはどこに注目して分析したいのかによって、縦と横の項目をどのように設定するか、どの集計方法で割合を計算するか（どの合計件数に占める割合か）が変わってきます。自分の目的に合致した項目の設定や計算方法の採用を行う必要があります。

クロス集計におけるポイント

　クロス集計を実際に行う場合や集計結果の数値を読む時のポイントはいくつかありますが、そのうちの2つを挙げたいと思います。

1──可能な限り度数と割合の両方で結果を表示する

　度数だけの場合、クロス集計の目的（特に何と何を比較したいと考えているのか）が伝わりにくくなり、集計結果の解釈に時間がかかることが多くなります。そのため、データを読む人に親切な表し方とは言えません。**表2-5**は度数のみの表であったため、少し読みづらいと感じた方が多かったのではないでしょうか。一方、割合のみで表示した場合は、実数がわからないため、結果の解釈において誤解を招く可能性があります。

　先ほどの**表2-7**をもう一度見てみましょう。**表2-7**はB病院におけるインシデント発生状況の表ですが、**表2-7**には各年度（計の行は3年間）におけるインシデント発生件数と、件数全体に対するインシデント発生要因それぞれの件数の割合（横の和を100％として計算したもの）が表示されています。もしこの**表2-7**が割合のみを示した表だった場合はどうでしょう。インシデント発生要因の1つである確認不足の割合の数値は、2020年度から2022年度にかけて50.0％から33.3％へと小さくなっています。そのため、あたかも確認不足という要因は徐々に改善したかのような印象を受ける可能性があります。しかし、実際の件数自体は減少しているわけではありません。全体のインシデント発生件数が年々増加しているため、相対的にこの発生要因が減少しているだけです。

2 ── その条件に合致する度数を一定程度確保する必要がある

　クロス集計をする際には、例えば性別についてだけではなく、さらに年齢についても条件付けしてというように、多くの変数をかけ合わせるほど、より詳細な分析（より厳密に条件を設定した上での傾向把握）が可能となりますが、条件が多くなるほどその条件に合致するデータが少なくなります。

　「男性」と「女性」という性別の条件に、さらに「40歳未満」「40歳以上60歳未満」「60歳以上75歳未満」「75歳以上」といった年齢の条件も加えて、「40歳未満の男性」「40歳未満の女性」……というように条件を厳しくすると、その条件を満たすケースは当然少なくなります。そうなると、その条件を満たす人が本当に少ないのか、それとも今回のデータに限ってたまたま少ないのかが判断しづらくなります。そのためデータの傾向を見誤る可能性が高くなってしまいます。

　本項では、2変数以上のデータを用いて、データの傾向や違いに関して、より詳細に把握できるクロス集計についてご紹介しました。違う変数を1つ加えて分析するだけで、より深い分析が可能となります。クロス集計にはもちろん上述のようなデメリットもあります。クロス集計に関するポイントをしっかりと理解した上で、ぜひトライしてください。

次のクロス集計表は、ある病棟の日勤看護師を対象に、7〜9月の3か月間の「重症度、医療・看護必要度」（以下、看護必要度）の評価基準を満たす患者割合と、その日の病棟勤務が感覚的に忙しかったかについてのアンケート調査の結果を集計したものです。

単位：延べ人数（人）

看護必要度の評価基準を満たす患者割合	とても落ち着いていた	落ち着いていた	落ち着いていたとも忙しかったとも言えない	忙しかった	とても忙しかった	合計
0%以上10%未満	55	39	44	29	12	179
10%以上20%未満	22	44	75	34	15	190
20%以上30%未満	49	39	41	72	32	233
30%以上	40	66	67	75	70	318
合計	166	188	227	210	129	920

その日の病棟勤務（日勤）の感覚的な忙しさ

このアンケート調査において、看護必要度の評価基準を満たす患者割合が20%以上で、その日の日勤勤務が「忙しかった」もしくは「とても忙しかった」と答えた看護師の割合を計算する式として、次の❶〜❺のうちから適切なものを1つ選んでください

❶ (72＋32＋75＋70)/920　　❷ (72＋32＋75＋70)/(233＋318)
❸ (72＋32)/233＋(75＋70)/318　　❹ (72＋32＋75＋70)/(210＋129)
❺ (72＋32＋75＋70)/(210＋129)

解答はp.172

2-8 時系列データの基本的な見方

　本項では、これまでと少し趣の違う「時間経過に伴う変化」に注目したデータである時系列データについて紹介します。

時系列データとは

　時系列データとは、「時間の経過とともに繰り返し測定・観察されたデータ」です。**図 2-21a** は A 病院における 2016～2020 年度の 5 年間のインシデント報告件数であり、時系列データの一例になります。時系列データを用いることで、時間経過に伴って表れる長期的な傾向（**トレンド：上昇傾向**なのか、下降傾向なのか、それとも横ばいなのか）を把握することが可能となります。トレンドを把握する際には、一般的に、横軸に時点、縦軸にデータの数値を取る折れ線グラフで表され、時系列グラフと呼ばれます。

図 2-21 ｜ A 病院におけるインシデント報告件数の推移（2016～2020 年度）

各年度のインシデント報告件数そのままの値を表現しています。

ⓐ

年度	2016	2017	2018	2019	2020
インシデント報告件数	300	294	305	320	336

ⓑ 時系列グラフ

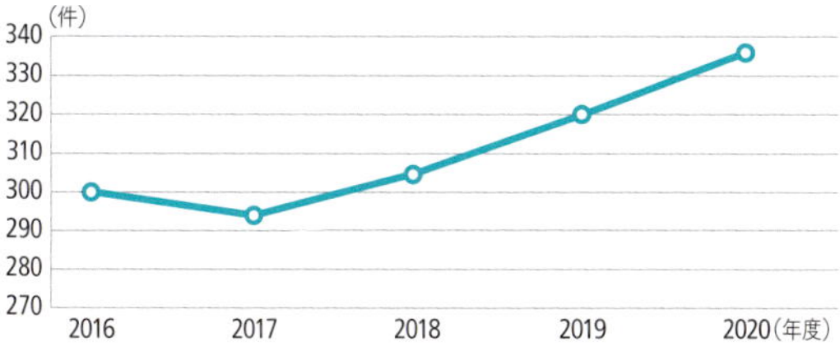

> # 時系列データを用いたトレンド把握方法の実際

　時系列データを用いてトレンドを把握する際には、「1．各時点のそのままの数値を表現することでトレンドを把握する場合」と、「2．どこかの時点を基準として設定し、その時点（基準時点）の値との比較でトレンドを把握する場合」があります。

1 ── 各時点のそのままの数値を表現することでトレンドを把握する場合

　図 2-21b は「1．各時点のそのままの数値を表現することでトレンドを把握する場合」の例で、インシデント報告件数そのままの値を用いています。このグラフの直線の傾きは、その期間におけるインシデント報告件数の変化（増減）の大きさを示しています。報告件数は、2016 年度から 2017 年度にかけて一度減少していますが、その後はずっと増加傾向にあることがわかります。

2 ── 基準時点の値との比較でトレンドを把握する場合

　「2．どこかの時点を基準として設定し、その時点（基準時点）の値との比較でトレンドを把握する場合」には、差を用いる方法、変化率を用いる方法、比（相対値）を用いる方法があります。

❶ 差を用いる方法

　差を用いる場合、差とは「比較時点の値から基準時点の値を減じたもの：比較時点の値 − 基準時点の値」になります。数値そのものの大きさについての比較になります。

　図 2-22a は **図 2-21a** のデータについて、基準時点を前年度に設定し、前年度に対する差（増減）を計算したものです。2017 年度のインシデント報告件数の 294 件は 2016 年度の 300 件より 6 件の減少、一方、2020 年度の

図 2-22 | A 病院におけるインシデント報告件数の前年度に対する差の推移
（2017〜2020 年度）（基準時点：前年度）

基準時点を前年度に設定し、前年度に対する差を表現しています。

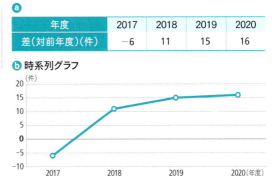

ⓐ

年度	2017	2018	2019	2020
差（対前年度）（件）	−6	11	15	16

ⓑ 時系列グラフ

図 2-23 | A 病院におけるインシデント報告件数の 2016 年度に対する差の推移
（2017〜2020 年度）（基準時点：2016 年度）

基準時点を 2016 年度に設定し、各年度との差を表現しています。

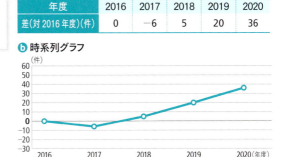

ⓐ

年度	2016	2017	2018	2019	2020
差（対 2016 年度）（件）	0	−6	5	20	36

ⓑ 時系列グラフ

336 件は 2019 年度の 320 件より 16 件の増加となっています。**図 2-22b** は**図 2-22a** の時系列グラフですが、**図 2-22b** と**図 2-21b** では時系列データの見え方が違います。2018 年度以降、報告件数自体は毎年かなり増加しています（**図 2-21b**）が、増加の勢いは 2019 年度以降徐々に弱まっています。

図 2-23a は**図 2-21a** のデータについて、基準時点を 2016 年度に設定し、2016 年度の値に対する各年度のインシデント報告件数の差を計算したものです。2017 年度については、前年度を基準にした場合と同じですので、6

103

件の減少、2018年度の305件は2016年度の300件に対して5件の増加となっています。**図2-23b**は**図2-23a**の時系列グラフです。このグラフの形状は**図2-21b**と同じになります。基準年度を2016年度に設定するということは、2017〜2020年度の値が2016年度の値である300に対して、どの程度増減しているかを計算していることになります。そのため、各年度の値について300減じているということになります。したがって、グラフが全体的に300下に平行移動（別の言い方をすると、横軸が上方に300件分平行移動）しただけということになりますので形状は同じになります。

❷ 変化率を用いる方法

変化率を用いる場合、変化率とは「比較時点の値から基準時点の値を引いて基準時点の値で除したもの：（比較時点の値－基準時点の値）／基準時点の値」になります。つまり、先ほどの差をさらに基準時点の値で除しています。

図2-24aは**図2-21a**のデータについて、基準時点を前年度に設定し、前年度に対する変化率を計算したものです。2017年度のインシデント報告件数は2016年度より6件減少していますが、これは2016年度の300件の2％に当たりますので、マイナス2.0％ということになります。一方、2020年度の336件は2019年度の320件より16件増加していますが、これは320件の5％の件数に当たりますのでプラス5.0％ということになります。

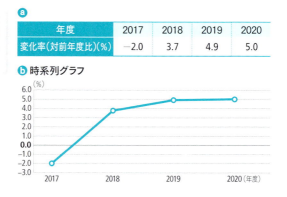

図2-24 | A病院におけるインシデント報告件数の前年度に対する変化率の推移（2017〜2020年度）（基準時点：前年度）

基準時点を前年度に設定し、前年度に対する変化率を表現しています。

ⓐ
年度	2017	2018	2019	2020
変化率（対前年度比）（％）	−2.0	3.7	4.9	5.0

ⓑ 時系列グラフ

図 2-25 | A病院におけるインシデント報告件数の2016年度に対する変化率の推移（2017～2020年度）（基準時点：2016年度）

基準時点を2016年度に設定し、各年度との変化率を表現しています。

ⓐ

年度	2016	2017	2018	2019	2020
変化率(対2016年度)(%)	0.0	−2.0	1.7	6.7	12.0

ⓑ 時系列グラフ

図 2-24b は図 2-24a の時系列グラフですが、図 2-24b も図 2-22b と同様、図 2-21b とは時系列データの見え方が違います。図 2-22b は単純に前年度に対する件数の増減でしたが、図 2-24b はその差を前年度の値で除すことによって増減の傾き（スピード）が表現されています。2018年度以降、報告件数自体は毎年かなり増加しています（図 2-21b）が、変化率（増加のスピード）の勢いは2019年度以降鈍化していることが先ほどの差のグラフに比べて、わずかですがより明らかになっています。2021年度以降のデータも分析する必要はありますが、件数増加は頭打ちになっているのかもしれません。

図 2-25a は図 2-21a のデータについて、基準時点を2016年度に設定し、2016年度の値に対する各年度のインシデント報告件数の変化率を計算したものです。2017年度については、前年度を基準にした場合と同じですので、マイナス2.0％、2018年度は2016年度より5件増加していますが、これは2016年度の300件の1.7％に当たりますので、プラス1.7％ということになります。図 2-25b は図 2-25a の時系列グラフです。変化率は差の件数をさらに2016年度の件数である300で除しただけですので、詳細な説明は割愛しますが、図 2-25b も図 2-21b や図 2-23b と基本的な形状は同じになります。

図 2-26 | A 病院におけるインシデント報告件数の前年度に対する指数の推移 (2017〜2020 年度)(基準時点：前年度)

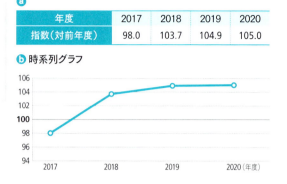

基準時点を前年度に設定し、前年度の値を 100 とした時の各年度のインシデント報告件数の相対値 (指数) を表現しています。

ⓐ

年度	2017	2018	2019	2020
指数（対前年度）	98.0	103.7	104.9	105.0

ⓑ 時系列グラフ

❸ 比（相対値）を用いる場合

　比（相対値）を用いる場合、比（相対値）とは「比較時点を基準時点の値で除したもの：比較時点の値／基準時点の値」になります。なお、この値を 100 倍したもの、すなわち「比較時点の値を基準時点の値で除して 100 を乗じたもの：比較時点の値／基準時点の値×100」は指数と呼ばれます。

　図 2-26a は図 2-21a のデータについて、基準時点を前年度に設定し、前年度の値を 100 とした時の各年度のインシデント報告件数の相対値（指数）です。2017 年度のインシデント報告件数 294 を 2016 年度の件数 300 で除して 100 を乗じると 98.0、2020 年度の件数 336 を 2019 年度の件数 320 で除して 100 を乗じると 105.0 となります。これは先ほどの変化率の値に 100 を加えた値と同じになります。さきほど、変化率は差を基準時点の数値で除したものと説明しましたが、比との関係から見ると、変化率は比から 1 を減じたものということになるためです。変化率の計算式は「（比較時点の値－基準時点の値）／基準時点の値」ですので、「（比較時点の値／基準時点の値）－（基準時点の値／基準時点の値）」、すなわち「（比較時点の値／基準時点の値）－1」となり比から 1 を減じていることがわかると思います。指数は比に 100 を乗じた（100 倍した）値ですし、変化率も単位を％にするため 100 を乗じていますので、指数は変化率（％）に 100 を加えた値となるわけです。図 2-26b は図 2-26a の時系列グラフですが、図 2-26b も図 2-22b や

図 2-27 | A 病院におけるインシデント報告件数の 2016 年度に対する指数の推移（2016〜2020 年度）（基準時点：2016 年度）

基準時点を 2016 年度に設定し、2016 年度の値を 100 とした時の各年度のインシデント報告件数の相対値（指数）を表現しています。

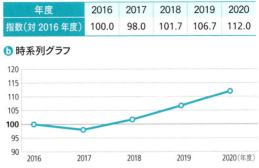

図 2-24b と同様、図 2-21b とは時系列データの見え方が違います。ただし、先ほど述べたように指数は変化率に 100 を加えたものですので、図 2-26b と図 2-24b の形状は同じになります。先ほどの図 2-23b と図 2-21b の形状が同じという説明と同様、図 2-26b のグラフは図 2-24b のグラフが全体的に 100 上に平行移動（別の言い方をすると、横軸が下方に 100 平行移動）しただけということになるためです。

図 2-27a は図 2-21a のデータについて、基準時点を 2016 年度に設定し、2016 年度の値を 100 とした時の各年度のインシデント報告件数の相対値（指数）です。2020 年度の 336 件は 2016 年度の 300 件の 1.12 倍なので、指数はその 100 倍の 112 となっています。比は変化率から 1（図 2-27a の場合は指数のため、正確にはさらに 100 倍するので 100）減じただけですので、詳細な説明は割愛しますが、図 2-27b も図 2-21b や図 2-23b、図 2-25b と基本的な形状は同じになります。

3 ── 各時点のそのままの値、基準時点との比較値、どちらを用いるのか

ところで、「1. そのままの値を用いる場合」と「2. 基準時点との比較値を用いる場合」は、どう使い分けたらよいのでしょうか？ 前者は具体的な数値を確認しながらトレンドを把握したい場合に適します。一方、後者は、基

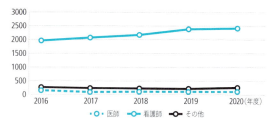

図 2-28 | B病院におけるインシデント報告件数の推移（職種別）(2016～2020年度)

準時点からの変化に焦点を当ててトレンドを把握したい場合に適します。また、複数の群に関するデータのトレンドを把握する場合も、後者の比較値を用いる方がよいと思います。例えば、職種別インシデント報告件数に関するトレンドを把握する場面をイメージしてください。**図 2-28** は 2016～2020 年度の B 病院におけるインシデント報告件数の推移（職種別）ですが、看護師の件数は他職種と比べて桁違いに多い状況です。おそらくどの病院もこれに似た形状になると思いますが、このように職種別インシデント報告件数の時系列グラフをそのままの値を用いて 1 つのグラフとして作成してしまうと、グラフの目盛り上、他職種の変化がわかりにくくなってしまいます。したがって、変化率や指数を用いた方が好ましいということになります。

4── 基準時点をどのように設定するか

また、基準時点はどのように設定するのがよいのでしょうか？ 前の時点（前期）との比較を通じて長期的なトレンドを見たいのか、それともある基準時点との比較を通じて長期的なトレンドを見たいのかで異なります。例えば、今回のインシデント報告件数のデータで考えてみると、毎年実施している医療の質・安全管理部の研修等の活動（組織文化の醸成を図りインシデント報告を促すような活動）の成果を評価する場合は基準年度を前年度にする、一方、ある年度に生じた組織やシステム等の大きな変化（医療の質・安全管理部の立ち上げやインシデント報告用のシステムの導入等）を契機に報告件数がどのように変化したのかを把握する場合は基準年度をその年度にする等が考えられます。当然、報告件数の増減にはその他の要因も大きな影響を与えますので、実際にデータを見る際にはその他の要因も考慮してください。

時系列データを用いたトレンド把握における留意点──移動平均とは

　時系列データを用いる際の留意点はいくつかありますが、最も重要なのは、細かいデータの変動に左右されないようにするということです。時系列データ分析は、あくまで時間に伴う全体的な傾向を把握するために実施するものだからです。

　図 2-29 は、図 2-21a のデータに関して、月単位のインシデント報告件数をもとにして時系列グラフを作成したものです。周期的な変動や他と極端に違う値などがあるため、トレンドを把握するのが困難になっています。そのため、このような場合、データの特徴に合わせた工夫が必要になります。図 2-21a のように年度単位の値を使ったり、平均値を使ったりします。

　なお、平均値を使う場合、各年度の平均値を使う方法もあれば、「**移動平均**」の値を使う方法もあります。移動平均とは「ある一定の期間ごとにずらしながら平均値を求める手法」です。

　例えば、後述する問題の問 2 ☞p.111 では 7 日移動平均を計算していて、その際その日を含む前後 7 日間の値を用いて平均を計算しています。4 月 4 日であれば 4 月 1～7 日の平均値が、4 月 5 日であれば 4 月 2～8 日の平均値が、それぞれ 7 日移動平均の値ということになります。

　もちろん、平均を取る期間は、7 日ではなく 14 日（その場合は 14 日移動平均）というように自由に設定できます。しかし、本例のような日単位のデータの場合、新型コロナウイルス感染症の新規陽性者数のように、曜日に

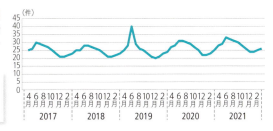

図 2-29 ｜ A 病院における各月のインシデント報告件数の推移（2017～2020 年度）

周期的な変動や他と極端に違う値があるため、トレンドを把握するのが困難になっています。

よって多い・少ないの傾向が固定していることが少なくないため、曜日による違いが補正されるように7の倍数の期間（1週間は7日なので）で移動平均を取るとよいでしょう。ただし、平均を取る期間が長いほど、より平準化された値になります。データの特徴に応じて、トレンドを把握するための最適な期間を設定してください。

「時間経過に伴う変化」に着目した分析は活用できる機会も多いと思います。本項の内容を日常業務に活かしていただけると幸いです。

問1　次のグラフはある病院の10年間の若手看護師（1～3年目）の退職者数の推移を示したものです。

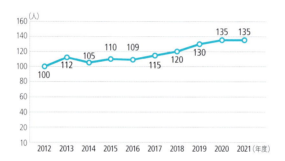

この図からもわかるように、この10年で若手看護師の退職者数は増加の傾向が見られます。
ここからわかることとして、最も適切なものを次の❶～❹のうちから1つ選んでください。

❶ 若手看護師は退職する割合が高い。
❷ 若手看護師の退職者数は2016年以降増加している。
❸ 退職者に占める若手看護師の割合は年々増加している。
❹ 若手看護師の退職者が増加しているため、若手看護師入職者も増加している。

(問2) 次のグラフは、ある病棟の 4〜9 月までの重症度、医療・看護必要度（以下、看護必要度）の評価基準を満たす患者割合を日単位で示した折れ線グラフです。

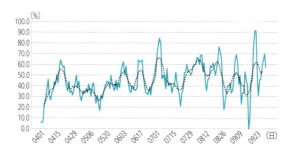

次の文章の❶〜❸に当てはまる語句を入れてください。

看護師のれい子さんは、日々の看護必要度データをプロットして実線に示されるグラフを作成しましたが、不規則な変動があり、データを読み取ることが難しいことから、7 日間ごとにずらしながら平均を取る（❶）という手法で点線のようなグラフを作成しました。❶は、平均を取る期間が長いほど（❷）傾向を示します。❶を使って複雑に変動する時系列のデータを加工した結果、データの傾向がはっきり見えれば、その延長にある将来の（❸）もできます。

解答は p.172

2-9

標本調査

　本項は、数字を読む際に重要となる「そもそもこの数字はどういう集団（データ）を対象とした分析結果なのか」といった、分析の対象に焦点を当てた内容になります。目の前にある数字から何らかの傾向を把握する際には、どういう集団を対象とした分析結果なのかを正しく理解しておくことが大変重要です。

母集団と標本

　自院の外来患者の患者満足度を知りたいと考えた場合、皆さんはどうしますか？　通院している患者全員に対して調査するでしょうか？　それとも一部の患者に対して調査するでしょうか？　おそらく外来患者全員ではなく、ある一定のルールで選択した患者を対象に満足度調査を実施（データを取得して分析）すると思います。そして、選択された患者に対する分析結果を基に、外来患者全体の傾向を推測することでしょう。

　このような場合、外来患者全員、すなわち調査や研究などで特徴や傾向を知りたいと考えている対象集団全体を「**母集団（あるいはポピュレーション）**」と呼びます。一方、実際にデータ収集の対象として選択された外来患者、すなわち母集団の一部を「**標本（あるいはサンプル）**」と呼びます。つまり、図 2-30 のように、「標本」とは「母集団」から抽出（サンプリング）されたものであり、母集団の特徴や傾向を推測するため、具体的なデータを収集し分析する集団のことです。

　標本から母集団を推測するイメージとしては、鍋でお味噌汁を作っている時の味見が典型的な例です。鍋に入っているお味噌汁の味を確かめる際には、鍋からスプーンでひとさじ掬って味見をすると思います。標本から母集団を

図 2-30 | 母集団と標本

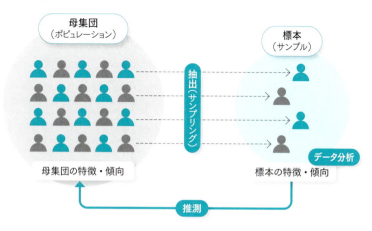

推測するとは、スプーンひとさじに入っているお汁の味から鍋全体を推測するのと同じことになります。

全数調査と標本調査

先ほどの外来患者の満足度調査の例では、おそらく母集団ではなく標本からデータを収集する調査を実施する可能性が高いと述べましたが、もちろん母集団全体からデータを収集する調査もあります。これは「**全数調査（あるいは悉皆調査）**」と呼ばれます。国勢調査はその代表的なものであり、日本に居住する人全員を対象に5年に1度調査を実施しています。病院内でも母集団があまり大きくない場合（例：入職1年目の職員限定の調査など）や非常に重要度が高いため全体を把握する必要がある場合（例：インシデント報告など）には、全数調査が実施されます。一方、標本からデータを収集する調査は「**標本調査**」と呼ばれます。患者調査（病院および診療所を利用する患者について、その傷病の状況などを把握するために厚生労働省が3年ごとに実施している調査）やテレビの視聴率調査は標本調査になります。

では、全数調査と標本調査はどちらがよいのでしょうか？ それぞれメ

リットとデメリットがあります。

　全数調査のメリットは、特徴や傾向を知りたいと考えている対象集団全体からデータを収集し分析するため、標本から母集団を推測する作業が不要になり、集団全体の特徴や傾向が正確に把握できるということです。一方、デメリットは、調査に費やすコスト（時間やお金など）が莫大になる可能性があるということです。

　逆に、標本調査のメリットは、この全数調査のデメリットであるコストを抑えられることです。デメリットは、母集団の一部である標本調査から導き出された特徴や傾向は母集団のそれらとは完全には一致しないということです。また一部のデータ（標本）から全体（母集団）を推測するため、統計的な作業等が必要となります。

標本誤差と無作為抽出

　前述の通り、標本から導き出される特徴や傾向は、母集団のそれらとは完全には一致せず、差（誤差）が生じます。これは標本調査のデメリットであり限界です。この誤差が大きいと、標本から母集団を推測する際、大きな問題となります。

　この誤差にはさまざまな種類がありますが、代表的な誤差の1つに「**標本誤差**」があります。これは、標本を抽出する際、特徴や傾向がある一定の方向に強く偏ってしまう誤差のことです。例えば、自院で長時間労働をしている職員の割合について把握しようとする際、医師だけを選んで調査を実施してしまうと、仮に自院の医師が長時間労働をしていた場合、結果は非常に高い数値となってしまいます。そして、その値から全体を推測してしまうと、多くの職員が長時間労働をしているという誤った結果を導き出してしまいます。医師は病院職員全体（母集団）を代表した集団とは言えないためです。

　そのため、標本を抽出する際には偏りができるだけなくなるように、適切に抽出する必要があります。つまり、標本は母集団をできるだけ代表する（代表性を担保した）集団になるように抽出する必要があるわけです。

標本誤差をできるだけなくすための抽出方法にはいろいろありますが、その最も代表的な方法に、「**無作為抽出（ランダムサンプリング）**」があります。恣意性を全くなくして、母集団から標本を機械的に抽出する方法です。この無作為抽出にもさまざまな方法があり、「**単純無作為抽出**」はその基本的な方法の1つです。

　具体的な抽出の流れの一例は以下の通りです（図 2-31）。①母集団の各人に対して1から連番ですべて異なる番号を割り当てる、②0から9までの数字が書かれたくじを準備してくじを引く、③母集団において割り当てられた数字の下1桁がくじの数字と同じ人を抽出する。このような無作為抽出を行うことで、標本（少数かつ一部）から母集団（全体）の特徴や傾向をある程度推測できるようになります。

図 2-31 ｜ 単純無作為抽出の流れ

❶母集団の各人に対して1から連番ですべて異なる番号を割り当てる

番号	名前	番号	名前	番号	名前
1	宮代　伸治	11	橋爪　里栄子	21	松永　隆文
2	西片　文子	12	竹原　鶴松	22	岩川　麻由
3	腰原　広美	13	吉田　達顕	23	渡邊　柳太郎
4	立川　知義	14	小出　誠志	24	園田　敏弘
5	岡下　理香	15	倉橋　豊二	25	栗原　慶子
6	中倉　かお里	16	橋本　義隆	26	西島　富子
7	平敷　悟志	17	金築　千代子	27	遠山　美香
8	磯村　克弘	18	谷上　和枝	・・	○○　○○
9	鳥飼　美夜子	19	池端　雪子	・・	△△　△△
10	溝口　清太	20	千葉　詩子	・・	□□　□□

❷0から9までの数字が書かれたくじを準備してくじを引く

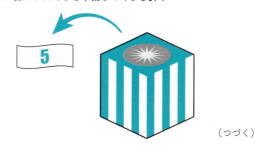

（つづく）

図 2-31 | 単純無作為抽出の流れ（つづき）

❸母集団において割り当てられた数字の下1桁がくじの数字と同じ人を抽出する

番号	名前	番号	名前	番号	名前
1	宮代　伸治	11	橋爪　里栄子	21	松永　隆文
2	西片　文子	12	竹原　鶴松	22	岩川　麻由
3	腰原　広美	13	吉田　達顕	23	渡邊　柳太郎
4	立川　知義	14	小出　誠志	24	園田　敏弘
5	岡下　理香	15	倉橋　豊二	25	栗原　慶子
6	中倉　かお里	16	橋本　義隆	26	西島　富子
7	平敷　悟志	17	金築　千代子	27	遠山　美香
8	磯村　克弘	18	谷上　和枝	・・	〇〇　〇〇
9	鳥飼　美夜子	19	池端　雪子	・・	△△　△△
10	溝口　清太	20	千葉　詩子	・・	□□　□□

問題

問1　A大学に今年入学した1年生2000人が、高校でどのような統計教育を受けたかの調査を行うために、その中から無作為に500人を選び、調査用紙を配布しました。このうち470人から調査用紙を回収しました。この時の母集団は何になるか、次の❶〜❹から1つ選んでください。

❶ A大学がある地域の大学1年生全員
❷ A大学で調査用紙を回収した1年生470人
❸ A大学に今年入学した1年生2000人
❹ A大学に今年入学した中から無作為に選ばれ調査用紙を配布された1年生500人

問2　単純無作為抽出について述べた次の❶〜❹のうち、適切でないものを1つ選んでください。

❶ 単純無作為抽出は、母集団に含まれるすべての人や物に番号を付けて、この番号を無作為に選ぶことである。
❷ 無作為に選ぶ方法としては、サイコロを用いる方法や乱数を用いる方法などがある。
❸ 単純無作為抽出は、調査を行う人の意図が入っていなければよいので、調査者が好きな数字を用いても問題ない。
❹ 単純無作為抽出とは、母集団に含まれる人や物が同じ確率で選ばれることである。

解答はp.172

Column

公表データも活用してみよう

　保健医療関係では、さまざまな形で収集された2次データが利用できるように提供されています。代表的なものを、e-Stat 政府統計の総合窓口（https://www.e-stat.go.jp/）のサイトで見ることができます。サイトにアクセスし、下図の「分野」をクリックすると、分野の一覧が示されます。「社会保障・衛生」の部分に、医療施設調査や患者調査など医療に関する公表データが掲載されています。人口に関する情報は同じ画面の「人口・世帯」の部分に掲載されています。

　院内にあるデータだけでなく、このように広く公表されているデータもぜひ活用してみてください。

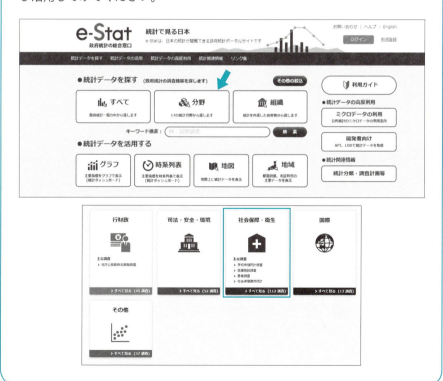

2-10 総合テスト

ここまで学習した内容について、復習をかねて問題を解いてみましょう。

問題 1

看護師のれい子さんが、ある年度に発生したICU病棟と一般病棟のインシデント報告事例の種類を調査したところ、次の結果が得られました。

	患者間違い	ドレーン・チューブ管理	薬剤	処置等	療養上の世話	転倒・転落	その他	合計
ICU病棟	6	15	35	33	19	4	18	130
一般病棟	9	8	8	18	25	16	26	110
合計	15	23	43	51	44	20	44	240

この表をもとにインシデント報告事例の種類に病棟間で違いがあるかを調べたい時、次の❶～❹のグラフのうち最も適切なものを選んでください。

❶折れ線グラフ

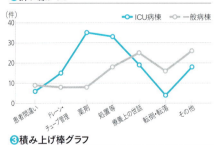

❷棒グラフ（集合棒グラフ）

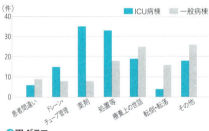

❸積み上げ棒グラフ

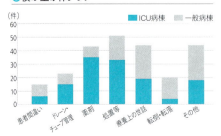

❹円グラフ

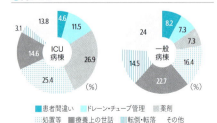

問題 2

次の度数分布表は、ある年度の当院の外来を受診した患者数を市区町村ごとに集計したものです。この表では、例えば一番上の行の場合、当院の外来を受診した患者が1人以上20人以下の市区町村が20地域あることを示しています。

当院の外来を 受診した患者（人）	度数 （市区町村数）
1人以上 20人以下	20
21人以上 40人以下	48
41人以上 60人以下	35
61人以上 80人以下	24
81人以上 100人以下	16
101人以上 120人以下	13
121人以上 140人以下	15
141人以上 160人以下	6
161人以上 180人以下	3
181人以上 200人以下	3
201人以上 220人以下	2
221人以上	10
合計	195

問1 次の文章におけるa、b、cに当てはまる語句の組み合わせとして、❶〜❺のうちから適切なものを選んでください。

> 上の表において、度数が最も大きい階級は（ a ）であり、中央値を含む階級は（ b ）である。
> また、この表から、平均値は中央値より（ c ）ことがわかる。

❶ a：21人以上40人以下　　b：41人以上60人以下　　c：大きい
❷ a：21人以上40人以下　　b：81人以上100人以下　　c：小さい
❸ a：221人以上　　b：61人以上80人以下　　c：小さい
❹ a：21人以上40人以下　　b：41人以上60人以下　　c：小さい
❺ a：221人以上　　b：61人以上80人以下　　c：大きい

問2 上の表から読み取れることとして、次のア、イ、ウの3つの意見がありました。表から読み取れる意見には〇、読み取れない意見には×を付ける時、その組み合わせとして下の❶〜❺のうち最も適切なものを選んでください。

ア　当院の外来を受診している患者数が60人以下の市区町村は、103である。
イ　当院の外来を受診している患者数が150人の市区町村があったならば、その市区町村は受診患者数が多い市区町村から数えて30番目までに入る。
ウ　受診している患者数が221人以上の市区町村は、大都市に限られるため階級を1つにまとめることができる。

❶ ア：〇　イ：〇　ウ：〇　　❷ ア：〇　イ：〇　ウ：×
❸ ア：×　イ：×　ウ：〇　　❹ ア：〇　イ：×　ウ：×
❺ ア：×　イ：×　ウ：×

問題3

右の箱ひげ図は、2009年度と2019年度の都道府県別1人当たり実績医療費（単位：千円）を表したものです。

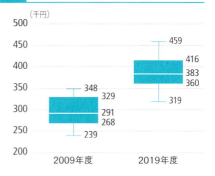

問1 この箱ひげ図から読み取れることとして、次のア～ウを考えました。これらの記述について、次の❶～❺のうち最も適切なものを1つ選んでください。

ア　2009年度と2019年度の1人当たり実績医療費の四分位範囲はいずれも60（千円）以上である。

イ　2019年度の1人当たり実績医療費の中央値は、2009年度の中央値の約0.75倍である。

ウ　2019年度の1人当たり実績医療費の中央値は、2009年度の第3四分位数より大きい。

❶ アのみ正しい　　❷ イのみ正しい　　❸ ウのみ正しい
❹ アとウが正しい　❺ アとイとウのすべて正しい

問2 2009年度と2019年度の都道府県別の1人当たり実績医療費をヒストグラムで表した時の組み合わせとして、適切なものを❶～❺から1つ選んでください。

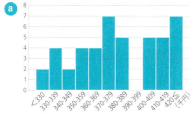

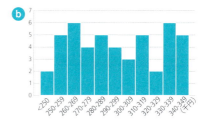

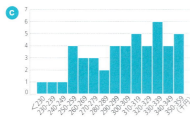

❶ 2009年度：a、2019年度：b
❷ 2009年度：a、2019年度：c
❸ 2009年度：b、2019年度：c
❹ 2009年度：b、2019年度：a
❺ 2009年度：c、2019年度：b

問題 4

看護師の疲労に伴う離職が懸念されていることから、A県のすべての医療機関に勤務する看護師7万3000人の疲労に関する実態について標本調査を行うことにしました。そのため、7000人の看護師を単純無作為抽出し、選ばれた看護師とその看護師が所属する病棟師長（1名）に質問紙調査を行うことにしました。師長には、選ばれた看護師の健康状態を調査します。

問1 この標本調査における母集団と標本の組み合わせとして次の❶〜❺のうちから最も適切なものを1つ選んでください。

❶ 母集団：A県すべての医療機関
　標本：A県すべての医療機関から選ばれた7000人の看護師

❷ 母集団：A県すべての医療機関
　標本：A県すべての医療機関に勤務する7万3000人の看護師

❸ 母集団：A県すべての医療機関
　標本：A県すべての医療機関の病棟師長

❹ 母集団：A県すべての医療機関に勤務する看護師7万3000人
　標本：A県すべての医療機関から選ばれた看護師7000人

❺ 母集団：A県すべての医療機関に勤務する看護師7万3000人
　標本：A県すべての医療機関から選ばれた看護師7000人の健康状態を調査する師長

問2 A県の医療機関に勤務する看護師を単純無作為抽出する方法として、次の❶〜❺のうち最も適切なものを1つ選んでください。

❶ A県のすべての看護師7万3000人に、1人1つの0以上1未満の異なる実数値の乱数を付番し、その値が小さい順に7000人選ぶ。

❷ A県のすべての看護師7万3000人を年齢順に並べ、若い順に7000人選ぶ。

❸ 各医療機関の各病棟の師長の年齢が高い順に師長を7000人選び、師長が調査に参加する看護師を選ぶ。

❹ 調査を実施する機関から近い医療機関を選び、その組み合わせで合計7000人になるように医療機関単位で選ぶ。

❺ A県の医療機関に、1施設1つの0以上1未満の異なる実数の乱数を付番し、その値が小さい順に医療機関を並べ、医療機関単位で7000人選ぶ。最後に選出された医療機関の看護師数を加えることにより合計7000人を超える場合は、その医療機関の看護師は一部が標本調査の対象者となる。

解答は p.172

Chapter

III

事例で学ぶ
臨床的疑問から改善策立案までの一連のプロセス

　Chapter Ⅰ・Ⅱで学んだことを踏まえ、日々の臨床実践やマネジメントの中で生じる疑問点を数値で示し、改善策を立案するまでの流れを事例を用いて紹介します。
　これから紹介する2つの事例の臨床的疑問から改善策立案までの一連のプロセスは、あくまでも一例です。同じ事例であっても、分析者の視点によってアプローチは変わります。「自分ならどう分析するか?」という視点を持ちながら、読み進めてみてください。

事例 1

入退院支援の
スクリーニングに関する実態調査

　わが国の政策では、一定程度の入院治療を終えた患者が早期に住み慣れた地域で療養生活ができるように在宅医療が推進されています。2016（平成28）年度診療報酬改定では、これまでの「退院調整加算」を移行する形で「退院支援加算」が新設され、2018（平成30）年度診療報酬改定では「入退院支援加算」に変更され、要件などが加わった形で改定されています。この流れから、早期から退院に関わる支援を行うことによりシームレスに地域医療に移行していく取り組みが国策として進められています。診療報酬に組み込まれたことにより、入退院支援を担う看護師も増えてきています。

　事例1では、入退院支援業務に関する事例について、業務評価についての疑問から改善策の立案までの一連のプロセスを考えてみます。

ステップ❶ 思考の整理

1──臨床的疑問点を問題提起の形にする

　臨床的疑問点というのは、皆さんの日々の看護実践の中で「ふっ」と湧いてくる疑問点です。「これってどういう効果があったのだろうか？」「最近、薬剤混注作業中のバイアル破損が多くなってきたのではないか？」など、日々さまざまな疑問が湧いてくると思います。必ずしも疑問点すべてに対して分析が必要なわけではありません。既存文献を調べたり、現場の判断や工夫で解決できるものもあります。まずは、その疑問点についての解決方法を考え、その方法の1つとして必要であれば、分析を行います。

　それでは、事例を見ていきましょう。

A病院の看護部長は、退院調整がうまくいかずに在院日数が長期化している患者への対応として、入退院支援加算が診療報酬として設置される以前から、入退院支援に関する取り組みを行う体制を整備していました。2018年度の診療報酬改定の影響もあり、院内には入退院支援に関する部門として入退院支援センターを設置し、専属の看護師を配置し、入院医療から在宅等医療へのスムーズな移行に関する取り組みを強化しています。看護部長は、この取り組み強化による効果を把握したいと考えました。

> **疑問点** 一定の人員を配置して入退院支援を強化したが、どのような効果が得られたのか？

　このような疑問点を、どのように分析可能な「問い」の形にしていけばよいのでしょうか？　そもそも、入退院支援は「患者が安心・納得して退院し、早期に住み慣れた地域で療養や生活を継続できるように、施設間の連携を推進した上で、入院早期より退院困難な要因を有する患者を抽出し、退院・在宅復帰に向けて支援すること」であり、これを評価する診療報酬も設けられています。この目的に鑑みると、入退院支援の体制を強化することによる望ましい患者アウトカムとは何でしょうか？

> **望ましい患者アウトカム** シームレスな退院（病院から地域へのスムーズな移行）、在院日数の短縮、退院調整が長期化する患者の減少

　このような患者アウトカムが思い浮かびます。単純に考えると、「入退院支援を担当する看護師を配置したことにより、退院調整が長期化するような患者の在院日数が短縮した」という結果が得られるとよいと思います。しかし、この段階では、まだ分析できる形には落とし込めません。
　2点ほど明確にしなくてはならない点があります。
　　・1点目：退院支援を実施したタイミング
　　・2点目：退院支援実施前後の比較が可能か

まず、1点目の「退院支援を実施したタイミング」について考えてみましょう。

　入退院支援の強化という1つの「取り組み」に対して、「どのような効果が得られたのか評価したい」ということが今回の分析の契機でした。この段階では、分析目的が定まっておらず、疑問点や課題の段階です。

　1つの「取り組み」に対して得られた効果を評価するためには、退院支援導入の「前」と「後」で比較するという作業が必要になりますので、「前」と「後」を定義しなくてはなりません。○○年○月からといった具合に、取り組みの開始が明確に分かれている場合は、そのタイミングを起点にして前後を比較することが可能です。ただ、日々の臨床活動を行う中で、一斉に同じタイミングで取り組みを開始することができない状況も多分にあると思います。病棟ごとに段階的に取り組みを開始する場合（例えば、A病棟は4月から、B病棟は5月から、全病棟が開始するのは9月から）もあるでしょう。その場合は、これから明確にしていく分析目的にもよりますが、例えば、A病棟の実態調査といった形で分析対象者を絞るという方法があります。また、4月から9月を移行期間とし、この期間を除いて、3月までを「前」、10月以降を「後」として比較するという方法もあります。

　次に、2点目の「退院支援実施前後の比較が可能か」という点です。

　「退院支援導入『前』と比較して、導入『後』は、退院調整が長期化するような患者の在院日数が短縮した」という結果が出たらよいと単純に思ってしまいますが、仮に「前」と「後」が明確に定義できたとして、「前」と「後」が比較できるかを検討する必要があります。厳密にいうと、前提として、「前」と「後」の患者像が同じでなければ比較はできません。

　ここで指す患者像は、在院日数に影響を与える要因です。例えば、患者の疾患や日常生活動作（activities of daily living；ADL）、家族背景や経済状況、地域の医療提供体制などの患者の背景要因が考えられます。これらの条件が「前」と「後」で仮に同じであった場合、退院支援によってどのくらい在院日数が短縮したかがわかればよいということになります。そのためには、ここで言うアウトカム（在院日数）に影響を与える要因を調整しなくてはなりません。

患者の疾患やADLについては、自院の医療情報システム内のデータを使うことができるかもしれませんが、患者の家族背景や経済状況等については、その情報を収集している場合もあれば、収集できていない場合もあると思います。取得している情報が標準化されていない、つまり、患者によって取得している情報が異なっている可能性があります。ある程度必要な情報が取得できれば、それを使い、「退院支援の導入『前』と『後』で仮に患者像が同じであった場合、退院支援の導入によってどのくらい在院日数が短縮したか」の前段部分（退院支援の導入「前」と「後」で仮に患者像が同じであった場合）に対する調整（統計処理）は、ある程度可能になります。しかし、医療情報システム内にないデータを取得する作業、特に患者の家族背景や経済状態などといった機微な情報を取得するというのは、なかなか現実的ではないかもしれません。

　このように、臨床的な疑問点を分析できる形に落とし込む作業をしていきます。

　問題意識の整理にあたって大切なことは、**抽象的なイメージを具体的・客観的な表現に変換していく**ことです。

2──何にフォーカスするか──分析の目的を明確化する

　今の段階では、まだ分析できる形にはなっていません。最初の疑問点は、「入退院支援を強化して、どのような効果が得られたのか？」ですが、評価する前に実態はどうだったのかということを分析者自身が把握していないと評価できません。現場の方々から分析の相談を受ける際、「○○の評価をしたいんです！」と話がスタートすることが多いのですが、その時に、私は必ず「現状（実態）はどうなっていますか？」と聞きます。実態を把握せずに評価をしようとするケースが一定数ある印象を持っています。もし、実態を把握できていないのであれば、まずは可視化することが重要です。可視化することにより、問題点はより具体的になります。

　今回の事例では、臨床的な疑問点は、「一定の人員を配置して入退院支援を強化したが、どのような効果が得られたのか？」からスタートし、問題点

を分析できるイメージに落とし込む作業をしていった結果、退院支援に向けた取り組みに関する実態を把握できていない現実が明らかとなりました。具体的には、当該施設では、退院調整が長期化することにより在院日数が延長する患者を減らすため、退院支援がスムーズに進むようにするための取り組みを開始しましたが、それが確実にできているのか？　できていないのであれば、そこにはどういった問題があるのか？　といった業務フローに関する実態を把握していないことが認識できました。

　ここまでの問題意識は、次のように整理できます。

> **疑問点** 一定の人員を配置して入退院支援を強化したが、どのような効果が得られたのか？
> **望ましいアウトカム** 「シームレスな退院」「在院日数の短縮」「退院調整が長期化する患者の減少」
> **分析する上での問題**
> ①介入（退院支援の取り組み開始）の時点が明確に設定できない
> ②患者対象を標準化するために必要な情報が不十分（取得できない）
> ③退院支援の現状を把握できていない

　このように思考のプロセスを整理できると、実施する分析の限界点なども明確にできますし、分析に至った経緯を明確に説明できます。また、今後、新たな取り組みを導入する際に、評価することをイメージした上での介入時期の設定、必要な情報の収集、介入前に必要な分析の実施などが行えると思います。

　日々現場で活動している中で湧き上がる疑問点は、「ふわっ」とした抽象的なものであることが多いです。それをこのように具体的に分析できる形に掘り下げていきます。カギになるのは、「臨床的な疑問点（看護管理上の疑問点）をどう数字で表現できるか」です。「数字で表現できるか？」を追求していくと、分析目的に自ずとたどり着きます。

分析目的 退院支援に関わる取り組みの実態を把握（可視化）する

3 ── 何を計測するかを決める

これまで問題意識を整理する中で、今回は実態把握（可視化）が必要で、それが目的になることがわかりました。次に必要になるのは、可視化として「何を計るか」を明確にする作業です。

ここで、退院支援に関する業務フローを整理してみましょう。

A 病院では、予定・緊急入院を問わず全患者に退院支援を実施しています（図 3-1）。基本的な評価を「退院支援評価シート」を用いて行い、よりシームレスな在宅医療への移行に必要な課題を抽出します。具体的な手順として、まず、患者が入院してから 3 日以内に「退院支援評価シート」を用い

図 3-1 | A 病院の入退院支援のフロー

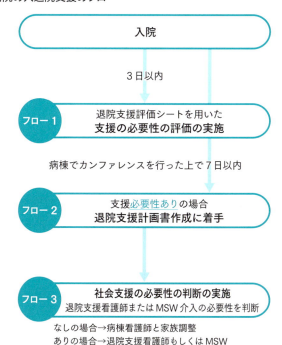

て退院支援の必要性を評価します。次に、「退院支援の必要性あり」と評価された患者に対し、7日以内に「退院支援計画書作成に着手」することになっています。さらに、A病院では「退院支援計画書作成に着手」する前に、必ず病棟カンファレンスを行わなくてはならないプロトコルになっています。これは、皆さんもご存じだと思いますが、診療報酬の「入退院支援加算」の算定要件に準拠するものです。そして、社会支援の必要性の判断が実施された結果、退院支援看護師もしくは医療ソーシャルワーカー（medical social worker；MSW）のどちらの介入が必要であるかを評価するという流れになっています。

しかし、実際の運用では、「支援の必要なし」と評価されているのに、退院支援計画書が作成されているケースや、DPC/PDPS（診断群分類に基づく支払い方式）で定められている入院第Ⅲ日を超過した患者でも退院調整が遅れているケースなどが散見されました。そこで、退院支援に関する業務の実態把握として、「退院支援に関わるスクリーニングがきちんと行えているのか」を調べたほうがよいということが明らかになりました。この段階で目的が明確になってきました。

退院支援に関する業務フローに従って、それがプロトコル通りできているかを経年的に計測することで、目的を達成できそうです。

ステップ❷ 分析計画の立案

1──分析の対象期間と対象者を決める

分析の目的と問いが決定したら、まず、対象期間と対象患者を決めます。その際、必要に応じて除外条件も決めていきます。さまざまな要因を含む患者が存在する場合、相互に影響し解釈が難しくなることがあります。そのため、必要に応じて対象者を限定・除外するなどの手当てをします。ただし、除外基準については、慎重に決定する必要があります。さもないと、「分析する上で都合の悪い対象者を除外する」といった恣意的な操作になってしまう場合があるからです。

> **分析対象** 2013年1月〜2018年12月に入院し、かつ退院した患者95,556件（ただし産婦人科の患者、入院2日以内の死亡事例を除外）

2──変数とデータソースの決定

　目的の分析を行うための変数を決定します。そして、その変数の情報をどこから取得するのかを決めます。変数は、性別、年齢、在院日数、診療科コード、病棟コード、退院支援評価の確定日など分析の目的に関係する情報や結果に影響を与える情報などになります。加えて、それらの情報がどのデータソース（情報源）から取得できるかも明確にしておきます。

　分析に慣れるまでは、取得する変数とデータソースの一覧を**図 3-2** のように Excel ファイルなどにテーブル定義書（取得する変数とデータソースの一覧）としてまとめるとよいと思います。変数は少なすぎると目的の分析が行えなくなりますし、多すぎてもデータを扱うのが複雑になります。これも分析を繰り返し行うことで、適切な変数を決定することができるようになります。

図 3-2 テーブル定義書（イメージ）

変数	データ型	値	データソース	備考
患者ID	数値		患者プロファイルシート	
患者氏名	文字型		患者プロファイルシート	
診療科名	文字型		患者プロファイルシート	
病棟名	文字型		患者プロファイルシート	
入院年月日	日付型		患者プロファイルシート	
退院年月日	日付型		患者プロファイルシート	
在院日数	数値		患者プロファイルシート	
予定・緊急入院区分	数値	1=予定, 2=緊急	DPCデータ様式1	
退院先	文字型		DPCデータ様式1	
医療資源最投入病名	文字型		DPCデータ様式1	
DPC14桁コード	文字型		DPCデータ様式1	
入院契機病名	文字型		DPCデータ様式1	
入院契機病名のICD10コード	文字型		DPCデータ様式1	
生年月日	日付型		DPCデータ様式1	
入院時年齢	数値			生年月日から算出
性別	文字型	1=男性, 2=女性	患者プロファイルシート	
退院支援の必要性の有無	数値	0=必要なし,1=必要あり	退院支援システム	
退院支援における必要性有無確定日	日付型		退院支援システム	
計画立案の有無	数値	0=立案なし,1=立案あり	退院支援システム	
計画着手日	日付型		退院支援システム	

今回の事例では、すべての変数を医療情報システムから取得することを想定していますが、もし、新たに自分たちでデータを取得する場合は、どのような情報をどのように取得するのかを明確にしておく必要があります。

> **患者情報** DPCデータ様式1から取得（患者の年齢、性別、在院日数、診療科コード、病棟コード、予定・緊急入院区分、退院先）
> **退院支援情報** 退院支援評価シート確定日（フロー1の日付）、退院支援計画書作成の着手日（フロー2の日付）、病棟看護師もしくは担当医から支援部門への介入依頼日

3 ── 分析方法

続いて、具体的な分析方法を考えます。スクリーニングの項目に従って、実施しているか否か、決められた期日内に行えているか否かを経年的に見ることとします。これを検討する上では、次の4つの値を計測します。

> **業務フローの評価を可視化する方法**
> ①フロー1の支援の必要性の判断の未実施率：支援の必要性の評価の実施（評価シートの記入）状況を可視化（指標1）
> ②フロー1の支援の必要性の判断の3日以内実施率：プロトコルで定められた期日内に行えているかを可視化（指標2）
> ③フロー2の支援必要あり患者の計画書作成の未実施率：支援の必要あり患者の計画書作成状況を可視化（指標3）
> ④フロー2の支援必要あり患者の7日以内実施率：プロトコルで定められた期日内に計画書作成に着手できているかを可視化（指標4）

各フロー（**図3-1**）の実施状況を明らかにし、フロー通りに実行できていないところは、その要因を分析します。具体的には、土・日・祝日／平日の別、転棟・転科の有無別、緊急入院、患者の状態（安定しているか否か）、入院後のカンファレンス開催日別のフローの実施状況を可視化します。

さらに、フロー2を実施する上でプロセス上のカギとなる、病棟カンファレンスの実施状況と患者状態を分析します。退院支援のカンファレンスを実施するには、患者の状態が安定していることが条件となります。患者状態を安定／不安定で分類（人工呼吸器装着患者を「不安定」と定義）し、カンファレンスの実施時期を確認しました。ここでは病棟カンファレンスの実施状況と患者状態の分析対象となるのは、2018年に入院した患者で、退院支援計画書作成の着手日が入院後8日以上経過した事例（入院後7日以内に退院支援計画書作成に着手する運用であるため）とし、カルテ調査をします。カルテ調査は時間を要するため、対象者を絞って行う場合もあります。

ステップ❸ 分析の実施

分析方法が確定したら、情報を取得し、分析を行います。分析を実施する際に使うデータシートのイメージは図3-3 ☞p.134 です。図3-3のような分析シートを作成し、必要な値を算出します。今回の分析は、可視化のみです。Excelでもある程度統計処理ができるので、それで十分に分析できます。値の算出方法は本書では割愛しますので、詳細はExcelのハウツー本などをご参照ください［おすすめは、田久浩志著『統計解析なんかこわくない──データ整理から学会発表まで（第2版）』（医学書院、2019年）など］。

ステップ❹ 分析結果の解釈

1──数字が何を示しているのか

- フロー1の実施状況：指標1と指標2

分析の結果は図3-4 ☞p.135 を参照してください。

指標1（フロー1の未実施率）は、2013年は26.9％であり、年々減少傾向にあります。退院支援導入当初よりは改善していますが、2018年時点で14.4％の未実施事例が存在しています。指標2（フロー1の3日以内実施率）

は、支援導入当初より97%を超え、2018年は99.3%であり、ほぼプロトコル通りに実施されていることが明らかになりました。

● フロー2の実施状況：指標3と指標4

分析の結果は**図3-5**を参照してください。

指標3（フロー2の未実施率）は、2013年は63.8%でしたが、2018年には40.3%に改善しました。指標4（フロー2の7日以内実施率）は、2013年は86.3%でしたが、翌年には92.8%となり以降90%以上を維持しています。前出のフロー1と同様に未実施事例は存在するものの、実施しているものについてはプロトコル通りに行われていました。

● フロー1と2の遅延理由を模索する

フロー通りに行われなかった理由は、ほとんどカルテに記載されていないため、実際のところわかりません。分析の形に落とし込む場合は、次に述べる形で分析していきます。分析の結果から、改善すべき対象を絞り込み、具体的な改善策を導き出せます。

図 3-3 | データシート（イメージ）

患者ID	患者氏名	診療科名	病棟名	入院年月日	退院年月日	在院日数	予定・緊急入院区分	退院先	医療資源病名
10013795	…	眼科	3B	2013/5/28	2013/5/29	2	予定入院	家庭への退院（当院に通院）	白内障、水晶体の疾患 手術あり …
10022580	…	眼科	3B	2013/8/5	2013/8/7	3	予定入院	家庭への退院（当院に通院）	白内障、水晶体の疾患 手術あり …
10033661	…	整形外科	2B	2013/8/18	2013/10/3	47	緊急入院	他の病院・診療所の病棟への転院	股関節大腿近位骨折 人工骨頭挿入 …
10103992	…	脳神経外科	2A	2013/5/5	2013/6/18	45	緊急入院	介護老人保健施設への入所	水頭症 水頭症手術 脳室穿破術 …
10123919	…	消化器科	7B	2013/4/8	2013/4/16	9	予定入院	家庭への退院（当院に通院）	肝・肝内胆管の悪性腫瘍（続発性を含む）
10130866	…	総合内科	8A	2013/10/23	2013/12/16	55	緊急入院	家庭への退院（他院に通院）	胆嚢水腫、胆嚢炎等 手術なし 処 …
10193510	…	外科	6A	2013/8/30	2013/11/6	69	緊急入院	家庭への退院（当院に通院）	脊柱管狭窄（脊椎症を含む） 腰椎 …
10201614	…	眼科	7B	2013/12/3	2013/12/4	2	予定入院	家庭への退院（当院に通院）	白内障、水晶体の疾患 手術あり …
10230308	…	外科	6A	2013/11/6	2013/11/9	4	予定入院	家庭への退院（当院に通院）	乳房の悪性腫瘍 乳腺悪性腫瘍手術 …
10241625	…	外科	6B	2013/10/25	2013/11/8	15	緊急入院	家庭への退院（当院に通院）	ヘルニアの記載のない腸閉塞 手 …
10302909	…	外科	6A	2013/3/1	2013/3/27	27	緊急入院	家庭への退院（当院に通院）	胃の悪性腫瘍 胃全摘術 悪性腫瘍 …
10303747	…	外科	6B	2013/5/22	2013/5/31	10	予定入院	家庭への退院（当院に通院）	胆管（肝内外）結石、胆嚢炎 限局 …
10304396	…	整形外科	5B	2013/7/2	2013/9/12	73	緊急入院	家庭への退院（当院に通院）	肘関節周辺開放骨折
10330476	…	総合内科	5B	2013/5/19	2013/5/29	11	緊急入院	家庭への退院（他院に通院）	カルシウム代謝障害 手術なし
10363085	…	眼科	7B	2013/10/24	2013/10/26	3	予定入院	家庭への退院（当院に通院）	白内障、水晶体の疾患 手術あり …
10392702	…	整形外科	5B	2013/4/12	2013/4/26	15	緊急入院	他の病院・診療所の病棟への転院	胸椎、腰椎以下骨折損傷（胸・腰髄 …
10414130	…	外科	6A	2013/4/1	2013/4/11	11	予定入院	家庭への退院（当院に通院）	胆嚢疾患（胆嚢結石など） その他 …
10462877	…	循環器科	4B	2013/6/24	2013/7/11	18	緊急入院	家庭への退院（当院に通院）	心不全 手術なし 処置1なし 処 …
10483412	…	整形外科	5B	2013/8/1	2013/9/30	61	緊急入院	他の病院・診療所の病棟への転院	井膜炎 ロス手術（自己肺動脈弁利 …
10511695	…	呼吸器科	8A	2013/11/19	2013/12/25	36	緊急入院	家庭への退院（当院に通院）	肺の悪性腫瘍 胸腔鏡下肺切除術 …
10544291	…	呼吸器科	8A	2013/10/21	2013/11/25	36	緊急入院	家庭への退院（当院に通院）	胸椎、腰椎以下骨折損傷（胸・腰髄 …

図 3-4 | フロー1 の年別実施状況

- 指標 1：フロー1 の未実施率
  （退院支援の必要性の有無を評価）
- 指標 2：フロー1 の 3 日以内実施率
  （プロトコルに沿った支援ができているかを評価）

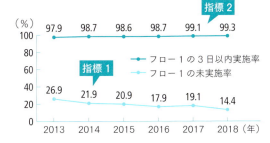

図 3-5 | フロー2 の年別実施率

- 指標 3：フロー2 の未実施率
  （退院支援の必要性ありと判断されている患者に対し計画書作成が着手されている状況を評価）
- 指標 4：フロー2 の 7 日以内実施率
  （プロトコルに沿った支援の実施状況を評価）

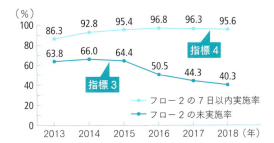

	DPC14桁コード	入院契機病名	入院契機病名のICD10コード	生年月日	入院時年齢	性別	退院支援の必要性の有無	退院支援における必要性有無確定日	計画立案の有無	計画着手日
片眼	020110xx97xxx0	核硬化症性白内障	H251	1950/06/16	63	1	0	2013/5/28		
片眼	020110xx97xxx0	核硬化症性白内障	H251	1942/08/24	71	1	0	2013/8/5		
肩、股等	160800xx01xxxx	大腿骨頸部骨折	S7200	1921/09/08	92	2	1	2013/8/18	1	2013/8/1
神経内視鏡手術に	010200xx01x00x	喉頭炎	J029	1934/05/26	79	1	0	2013/5/5		
含む）その他の手	060050xx9710xx	肝細胞癌	C220	1943/04/24	70	1	0	2013/4/8		
置2なし 副傷病	060335xx99x00x	急性胆のう炎	K810	1917/11/12	96	2	0	2013/10/23		
骨盤、不安定性	070343xx97x00x	腰椎脊柱管狭窄症	M4806	1930/09/19	83	1	1	2013/8/30	1	2013/8/
片眼	020110xx97xxx0	核硬化症性白内障	H251	1930/12/14	83	2	0	2013/12/3		
単純乳房切除術	090010xx02x0xx	乳房境界部乳癌	C508	1931/11/27	82	2	0	2013/11/6		
なし 処置1あり	060210xx9910xx	術後癒着性イレウス	K913	1955/11/09	58	1	0	2013/10/25		
手術等 処置2_	060020xx01x1xx	噴門癌	C160	1945/03/20	68	1	0	2013/3/1		
性腹腔鏡補手術等	060340xx03x00x	総胆管結石	K805	1925/06/12	88	1	1	2013/5/22		
	160750xxxxxxxx	上腕骨通位端開放性粉砕骨折	S4241	1934/07/16	79	1	0	2013/7/3	1	2013/7/
	100392xx99xxxx	高カルシウム血症	E835	1929/05/30	84	2	1	2013/5/19	1	2013/5/2
片眼	020110xx97xxx0	核硬化症性白内障	H251	1935/11/15	78	2	0	2013/10/24		
損傷を含む) 手	160690xx99xx0x	胸椎圧迫骨折	S2200	1925/04/23	88	2	1	2013/4/13	1	2013/4/1
の手術あり	060330xx99xx0x	胆のう結石症	K802	1935/04/24	78	1	0	2013/4/11		
置2なし 副傷病	050130xx99000x	うっ血性心不全	I500	1940/07/04	73	1	0	2013/6/24		
滅による大動脈基	050080xx0111xx	大腿骨転子部骨折	S7210	1933/08/18	80	2	1	2013/8/15	1	2013/8/
し 処置2__2	040040xx9902xx	癌性疼痛	R522	1970/12/11	43	1	0	2013/11/19		
損傷を含む) 手	160690xx99xx0x	腰椎圧迫骨折	S3200	1926/11/02	87	2	1	2013/10/21	1	2013/10/2

表 3-1 | 緊急入院／予定入院別退院支援の必要性評価の有無

支援の必要性の評価	緊急入院 件数	%	予定入院 件数	%	合計 件数	%
評価あり	34,108	75.4	42,170	83.8	76,278	79.8
評価なし	11,113	24.6	8,165	16.2	19,278	20.2
合計	45,221	100.0	50,335	100.0	95,556	100.0

$p<0.01$

表 3-2 | 退院支援計画書作成の着手が遅延した患者の状態とカンファレンスの実施状況

患者の状態	カンファレンスの実施状況（入院後の日数） 7日以内	8日	9日以上	実施なし	総計
安定	33	36	17	28	114
不安定	9	8	9	7	33
総計	42	44	26	35	147

　まず、フロー1の支援の必要性の評価実施の阻害要因を調べるため、単年のデータ（2018年）を使って、支援の必要性の評価の有無別に緊急入院／予定入院の別を分析しました。その結果、支援の必要性の評価が行われていないのは、予定入院16.2％に対し、緊急入院24.6％という結果でした（$p<0.01$）（表 3-1）。

　フロー2では、フロー1の評価を終えて病棟カンファレンスを行った上で7日以内に退院支援計画書作成に着手することになっています。カンファレンスは各病棟で週に1〜2回程度開催されますが、患者の転棟などにより入院7日以内に行えないことがあります。また、患者の状態が不安定であれば、退院支援どころではありません。そういった事情を見るために、単年のデータ（2018年）を使って、集計を実施しました。その結果、状態が安定している患者でカンファレンスが実施されていないケースが28件ありました（表 3-2）。28件の内訳は、遅延理由不明が9件、入院後急変が5件、比較的スムーズに自宅退院もしくは社会サービスの利用歴ありが14件でした。

2 ── 示された数値をどう捉えるのか

　分析結果が出たら、実際に得られた分析結果をどう捉えていくかの解釈の段階に入ります。データが同じであれば、分析結果までは、おおむね誰がやっても同じになります。ただ、数字の捉え方は、業務分析であれば、各々の組織や部署の特性やさまざまな状況によって、捉え方は異なってきます。仮に似たような結果が得られたとしても、当該病棟のスタッフのマンパワーや患者特性などの状況を鑑みて、「当面は、これでよしとしよう」「もっと改善すべき」など、さまざまな判断がなされるでしょう。分析結果は、見る人の立場や職種、医療機関の特性によって捉え方が違ってきます。そして、深く読み込めると、より具体的な改善策の提案や医療機関のさまざまな状況に則した改善策の選択につながる見解が導き出せます。

　では、実際に数字を読んでいきましょう。

●フロー1（退院支援評価シートを用いた支援の必要性の評価）

　未実施率（指標1）は経年的に見て減少傾向にあります（図3-4）。評価を実施しているものについては、ほぼフロー通り3日以内に実施できていると言えます。以上のことから、フロー1の課題は、未実施率の改善であると言えます。緊急入院患者が未実施になりやすいことから（表3-1）、それをフォローする対応について検討の余地があると言えます。

●フロー2（7日以内退院支援計画書作成の着手）

　未実施率（指標3）は経年的にかなり改善していますが、2018年時点でも未実施率は40.3%です（図3-5）。計画書作成に着手されているものは、ほぼフロー通りに7日以内に実施できていると言えます（指標4）。フロー2の課題は、フロー1と同様に未実施率の改善であると言えます。患者の状態やカンファレンスの開催時期から、一定数の遅延は許容範囲であることがわかりました。

• その他、今回の実態調査により明らかになった点

今回の実態調査により、その他に明らかになった点が2つあります。

1つ目は、退院支援評価シート（**図3-6**）の改善です。このシートの構造上、比較的軽症で在宅医療が必要ない人であっても退院支援の対象になります（例えば、40歳代独身の患者でインフルエンザなどにより短期入院した場合や定期的な化学療法などの患者）。退院支援を必要とする人をもう少し絞り込める評価内容に改善する必要があると言えます。

2つ目は、状態が安定している患者でカンファレンスが実施されていないが退院支援計画書作成が着手されているケースが28件（19.0%）存在しました（**表3-2**）。これは、放置されて退院が延長する可能性があるのか、カンファレンスをせずに担当者で進められる事案なのかを見極めた上で、フローの改善を検討することが必要です。

ステップ❺ 改善策の提案

これまでの分析結果から、導き出される改善策について検討していきましょう。病棟の状況によって、どこまで改善を目指すかは異なります。したがって、必ずしもどの医療機関でも同じ改善策が適用できるわけではありません。ここでは、具体的な改善策を提示するのではなく、その案をいくつか検討してみたいと思います。

まず、フロー1の3日以内の支援の必要性の判断（指標2）（**図3-4**）およびフロー2の7日以内の退院支援計画書作成の着手（指標4）（**図3-5**）については、高い実施率であるため、「経過観察」つまり「引き続きモニタリングしていく」という行動計画が考えられます。高い値が継続し、その行動が日常化されてくれば、計測終了という判断を下すこともあります。さらに、このように指標値が高いことは、そのプロトコルに則って退院支援の評価が行われている（現場に浸透している）ことになります。この結果を現場にフィードバックするのも重要で、退院支援に関する一連の業務に対するモチベーションにもつながります。

続いて、フロー1の支援の必要性の判断（指標1）（**図3-4**）とフロー2の

図 3-6 | 退院支援評価シート

```
退院支援評価シート ver.3
ID              氏名              年齢      入院日
年齢は [    ]
  イ）65歳以上　あるいは
  ロ）40歳以上65歳未満で，下記の特定疾病にあてはまる
  ハ）上記のイ），ロ）にあてはまらない
    〈特定疾病〉脳血管疾患，パーキンソン病，脊髄小脳変性症，シャイ・ドレーガー症候群，
    筋萎縮性側索硬化症，初老期の痴呆（アルツハイマー病，脳血管性痴呆，早老症），
    慢性閉塞性動脈硬化症，慢性閉塞性肺疾患，糖尿病性腎症・網膜症・神経障害，
    慢性関節リウマチ，後縦靱帯骨化症，脊柱管狭窄症，
    骨折を伴う骨粗鬆症（脊椎圧迫骨折，大腿骨頸部骨折，大腿骨転子部骨折），
    両側の膝関節または股関節に著しい変形を伴う変形性関節症，小児がんを除く末期がん
```

A）入院の理由
　1）悪性腫瘍　　　　　　　　　　　　　　　　　　　　　　　あり ○　なし ○
　2）誤嚥性肺炎等の急性呼吸器感染症　　　　　　　　　　　　あり ○　なし ○
　3）緊急入院　　　　　　　　　　　　　　　　　　　　　　　あり ○　なし ○

B）簡易版 CGA7（高齢者総合的機能評価）

1）意欲	訪問時に患者のあいさつを待つ 　自分からすすんであいさつをする 　返事はする，または反応なし	○ ×	1) [ ]
2）認知機能 　（復唱）	これから言う言葉を繰り返してください あとからまた聞きますから覚えておいてくださいね 桜，猫，電車 　全部可能 　不完全 ⇒4）認知機能は省略	○ ×	2) [ ]
3）手段的 ADL 　（交通機関の利用）	普段1駅離れた町へどうやって行きますか？ 　自分でバス・電車・タクシー・自家用車を使っていく 　付き添いが必要	○ ×	3) [ ]
4）認知機能 　（遅延再生） 　「桜，猫，電車」の再生	先程覚えていただいた言葉を言ってください 　ヒントなしで全部可能 　上記以外	○ ×	4) [ ]
5）基本的 ADL 　（入浴）	お風呂は自分1人で入って，洗うのも手助けは要りませんか？ 　自立 　部分介助または全介助	○ ×	5) [ ]
6）基本的 ADL 　（排泄）	漏らすことはありませんか？ トイレに行けない時は，尿瓶は自分で使えますか？ 　失禁なし　集尿器自立 　上記以外	○ ×	6) [ ]
7）情緒（GDS1）	自分が無力だと思いますか？ 　いいえ 　はい	○ ×	7) [ ]

C）退院困難ハイリスク要因の有無
　ア）入院前の居住形態　　　　独居・高齢夫婦であるか　　　　　　　はい ○　いいえ ○
　イ）介護家族の有無　　　　　介護できる家族がいない・日中独居か　はい ○　いいえ ○
　ウ）介護保険の有無　　　　　介護保険の申請をしていないか　　　　はい ○　いいえ ○
　エ）1か月以内の予定外の再入院か　再入院か　　　　　　　　　　　はい ○　いいえ ○
　オ）寝た切りか否か　　　　　寝た切り～寝た切りに近い状態か　　　はい ○　いいえ ○
　カ）退院後に医療処置（胃ろうなど）が必要か　　　　　　　　　　　はい ○　いいえ ○

その他の問題点 [   ]

年齢にかかわらず，青で記載された項目にひとつでもチェックがあった場合
[A] で「あり」と回答か，B) で × がついた場合か，C) で「はい」と回答

　　　　　　　　　　　　→　退院支援計画書
　　　　　　　　　　　　　　看護師・医師ほか関連職種共同で記載，患者に交付
　　　　　　　　　　　　↓
　　　　　　　　　　　　　　　　　　　　　　日付　　　　　　測定者　氏名：

〈評価〉（医師）
B）簡易版 CGA（高齢者総合的機能評価）において
　□ 問題あり（ひとつでも × がある場合）
　□ 問題なし

関連職種の話し合いにて，退院支援が
　□ 必要と考えられる　　　　退院支援計画書
　□ 必要なし　　　　　　　　看護師・医師ほか関連職種共同で記載，患者に交付

上記の評価について，□本人，□家族に説明しました。　日付　　　　評価医師：

＊診療報酬算定のため，確定は入院7日以内にお願いします。

退院支援計画書作成着手（指標3）（図3-5）の未実施率は、年々減少傾向を示していますが、この状況では2通りの判断（解釈）ができます。

　①かなり減ってきており、この調子でフロー通り進めていけばよい
　②減少しているものの、未実施率は高く、改善活動が必要

　①の場合は、現状を伝えながら、「フロー通りに進めましょう！」と周知することが具体的な改善策になります。併せて、どのように周知するかという点も具体的に決める必要があります。

　②の場合の具体的な改善策は、①と同様に、周知もその1つになります。周知に加え、なぜできていないかを明らかにし、そこを改善する取り組みの提案が必要になると思います。

　例えば、実施できていない要因は、実施しないスタッフ側に問題がある場合と、実施しにくいなど運用上の問題がある場合が考えられます。この両面から改善策を考える必要があります。前述したように、「退院支援評価シートの構造上、比較的軽症で在宅医療が必要ない人であっても退院支援の対象になる（例えば、40歳代独身の患者でインフルエンザなどにより短期入院した場合や定期的な化学療法などの患者）。退院支援を必要とする人を少し絞り込める評価内容に改善する必要がある」ことがすでに明らかになっています。これは運用上の課題になります。

ステップ❻ 改善活動評価のための継続的なモニタリング方法の検討

　改善活動の評価は、分析により問題が明らかになった時と比較して、その後どうなったのかを明らかにすることから始まります。問題が明確になり、改善策を講じ、その結果どう変わったかを知るためには、指標を設定してモニタリング（継続的に計測）し、よくなったのか、もしくはわるくなったのかを判断する必要があります。今回のケースで想定できる評価は、次のことが考えられます。

> **継続的なモニタリングを行う事項**
> ・指標1～4の継続的な計測
> ・状態が安定している患者の指標4（フロー2の7日以内実施率）の動向など

　このように、分析結果を見て、モニタリングが必要な事項を指標として設定し、継続的に計測し、期間を区切って（四半期、または半期ごとなど）評価していきます。もちろん別の方法も多数あります。これはあくまでも一例で、とても手軽な方法の1つと言えます。

まとめ：実態把握はできていますか

　事例1で紹介した内容は、医療機関によってはすでに医療情報システム内でシステム化され、分析など不要かもしれません。しかし、日々の看護の中で実態が把握できていないものがあるのではないでしょうか。質の向上には実態把握がとても重要です。

　私たちが提供する看護は、患者の病態だけでなく、社会的要因なども複雑に影響するため、フローのような約束事で標準的ケアが実施されていても、患者アウトカムにばらつきが発生します。そしてこのばらつきが看護実践を評価しにくくします。こういった複雑な状況を処理することは非常に難しく、データ収集の段階で諦めてしまい、少ない件数で評価し、データの精度が低い、という状況になることがあります。実態を把握し、何らかの行動変容をもたらす（改善策を導き出せる）、もしくは実際に行ったケアのよしあしを判断するための分析は、具体的な改善活動の契機となり、より質の高い看護の提供につながります。

事例 2

COVID-19 感染拡大期の忙しさと患者像の可視化

　2020（令和2）年の新型コロナウイルス感染症（COVID-19）の拡大に伴い、多くの医療機関でCOVID-19患者を受け入れるための病床を確保し、加えて従来の一般病棟における診療科編成を変更するなど、さまざまな対応が取られました。各病棟では、感染症対策に加え、患者の受け入れに伴い、業務が多様化・煩雑化しました。また、緊急事態宣言により新規入院患者の受け入れ制限が行われ、その結果、入院患者の重症度が上がるという状況も生じ、さらに、職員の感染者が続出し、患者を看護するスタッフが不足するといった数多くの困難が生じました。こういった状況は、単に「忙しい」という言葉で表現され、その内容や程度を感覚的・経験的にしか示せず、病院・看護管理者は手探りの状況で病棟運営をせざるをえない状況が少なからずあったのではないかと思います。

　事例2では、このような有事における病棟の忙しさに注目し、臨床的な疑問から改善策の立案までの一連のプロセスを考えてみます。

ステップ❶ 思考の整理

1──臨床的疑問点を問題提起の形にする

それでは事例を見ていきましょう。

　B病院では、COVID-19患者を受け入れるためにHCUやICUの重症系病棟の病床を削減し、COVID-19重症患者受け入れ病床を確保しました。重症系以外の一般病棟は、新規入院患者の受け入れ制限を行い、従来の80％程度の稼働率で病床を運営しました。また、一部の一般病棟も、

COVID-19患者受け入れ病棟として確保しました。そのため、COVID-19患者受け入れ病棟以外の一般病棟は、一部診療科編成を変えて運用しました。

　このような状況の下、現場の看護師からはあまりの忙しさに悲鳴が上がり、かなり疲弊していました。ベッドコントロールを担当する部門の長（マネジャー）は、院内の分析部門に次のように相談しました。

> **課題**
> - 一般病棟（COVID-19感染症患者受け入れ病棟以外）について、病棟単位で「忙しさ」を定量的に示せないか？
> - それを病院運営者（上層部）に示すことで、この状況について何らかの善処が図れないか？

　分析部門の担当者は、抽象的な概念である「忙しさ」を具体化するため、現場の状況について忙しいと感じる要因、病棟から悲鳴が上がっている要因は何かを探るヒアリングを行いました。ここでいう「忙しさ」を定義するための作業です。現場の状況を数字で表現していく上で、ヒアリングも1つの方法となります。ヒアリングでは、非常に感覚的な回答が多くなる場合もありますが、それでも構いません。

　ヒアリングにより、次の3点がわかりました。

1. **不慣れな状況が発生している**：COVID-19患者受け入れ病棟を確保したことにより、それ以外の病棟の診療科の混成度が上がった。これまで受け入れていなかった診療科の患者をその病棟で受け入れることにより、これまであまり対応したことがない疾患をもつ患者の看護、これまで関わりのなかった診療科の医師とのやり取りなど、不慣れな状況が発生した。
2. **業務が多様化・煩雑化した**：多様な診療科の患者を受け入れることにより、業務が多様化・煩雑化した。
3. **COVID-19発生前と比較して、患者の重症度が上がった**：COVID-19発生前と比較して重症患者が増えた。

この事例の課題は前述した通り、「忙しさ」を定量化して可視化(COVID-19 感染症患者受け入れ「前」と受け入れ「後」とを比較) することになります。この状況の可視化が「忙しさ」のすべてではありませんが、特に負担だと感じている部分 (忙しいと感じる、悲鳴が上がっている) についての状況を把握できそうです。最初の課題の段階より、少し具体的になってきたと思います。

　臨床的な疑問点や課題は、実践の気づきから生まれます。気づいた当初は極めて漠然として「ふわっと」したものです。これを数値で表現できる形に落とし込めるかを検討していきます。中には数値では表現できない、分析困難なものもあります。もしかしたら、現実世界では、そのようなものの方が多いかもしれません。

> **問題意識の整理**　「忙しい」「悲鳴が上がっている」の主な要因を具体化する

2── 何にフォーカスするか──分析の目的を明確化する

　これまでの問題意識の整理で、事例 2 は実態把握 (可視化) と COVID-19 患者受け入れ前との比較が大まかな目的になりそうだということがわかりました。この可視化と比較は、「忙しい」「悲鳴が上がっている」状況を数値で示し、有効な人員配置を行うための基礎資料とすることを目的としています。分析の目的の 1 つに可視化がある場合、その後の臨床活動のどういったことにつなげるためのものなのか、最終的 (本質的) な目的を明確にしておく必要があります。真の目的が定まっていない中での可視化は、時間を要して分析しても臨床活動につながらず、単に「○○がわかりました」で終わってしまいます。

　今回の分析での可視化のポイントは、次のように整理できます (図 3-7)。
　病棟の診療科の受け入れ状況と患者状態について、COVID-19 患者受け入れ前と受け入れ後を比較していくことになります。前後比較も現状の可視化の 1 つになります。以降、COVID-19 患者受け入れ前を「コロナ前群」、

図 3-7 | 思考の整理

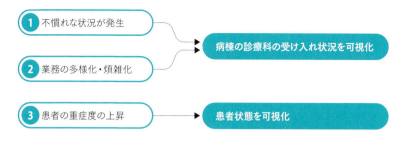

COVID-19 患者受け入れ以降を「コロナ禍群」と表記します。

> **分析目的** 診療科の受け入れ状況と患者の重症度を可視化する

3 ── 何を計測するかを決める

前述の分析目的を数値で表現する方法を考えていきます。

まず、「診療科の受け入れ状況」を数値で表現する方法の1つとして、病棟の診療科の混成度を明示する方法が考えられます。例えば、ある病棟について、コロナ前は、主に3診療科を受け入れていましたが、コロナ禍以降は緊急入院患者なども含めて6診療科の患者を受け入れるようになった場合、病棟の診療科の混成度が上がったと言えます。この混成度は、病棟単位で診療科の数をカウントし、B病院の診療科数で除すことにより算出できます。

次に、「患者の重症度」を数値で表現する方法を考えます。今回の分析では、「重症度、医療・看護必要度評価」(以下、看護必要度) を使います。

看護必要度は、患者の日々の状態から看護師の業務負荷量を評価するために開発された評価法[1]であり、2006 (平成 18) 年に一般病床入院基本料の施設基準の1つとして (当時の名称は「看護必要度」)、その評価が開始されました。以降、さまざまな改定を重ね、現在は、「A モニタリング及び処置等」「B 患者の状況等」「C 手術等の医学的状況」で構成される「重症度、医療・看護必要度」となっています (2024 年の改定で、7 対 1 病棟では「B 項目」の評価がなくなりましたが、B 項目情報のデータ収集は継続して行われてい

ます）。看護必要度は、入院患者のケアの必要性を評価する1指標であるとともに、特に急性期入院基本料の算定に大きく影響することから、診療報酬上の急性期医療提供患者を定義する1つの基準と言えます。

　看護必要度はある側面から患者像を分類することができますが、すべての患者の状態を完全に反映できるものではありません。すべての患者の状態を完全にかつ完璧に示すことができる指標というのはおそらく存在しないでしょう。看護必要度を評価方法として活用することに賛否両論あるかもしれませんが、看護必要度は、診療報酬上の入院基本料等の根拠になっており、多くの医療機関で利用可能であり、看護師との親和性の高いものと考えます。1つの医療機関の分析であれば、汎用性についてさほど考慮する必要がないという考え方もありますので、ご自身の医療機関で患者像を示すことができるツール等があれば、それを活用するのもよいと思います。また、いろいろと限界があるものの、看護必要度を使って患者像を明らかにしていく方法をとる場合は、看護必要度で計測できる業務量や患者像がすべてではなく、考えられる限界がこの分析の課題にもなりますので、整理しておくとよいと思います。

　患者の重症度を可視化するために、次の考え方のもとに、看護必要度評価項目を使って患者を分類しました。

1) 重症患者：ハイケアユニット用・特定集中治療室（ICU）用看護必要度評価基準に該当する患者
2) 急性期医療提供患者：一般病棟用看護必要度評価基準を満たす患者
3) ケアや処置等の属性別の患者
　　・日常生活援助などのケアの多い患者（一般病棟用看護必要度A項目2点かつB項目3点以上）
　　・手術以外の急性期治療患者（一般病棟用看護必要度A項目3点以上）
　　・手術後患者（一般病棟用看護必要度C項目1点以上）

　この患者分類を用いて、病棟単位で全患者に占める割合を示し、さらにはコロナ前とコロナ禍を比較することで、最初の課題である「忙しい」「悲鳴が上がっている」と感じる主な要因を明示できます。

ステップ❷ 分析計画の立案

1——変数とデータソースの決定

事例1では、「②分析計画の立案」の最初に分析対象を決定☞p.130しましたが、今回はデータソースを決めます。分析対象は研究計画の段階で決めておくのが大前提ですが、データソースによって分析対象が変わる場合があります。どちらを先に決めるべきかは、分析の内容によって異なりますが、並行して決めていくことが多いと思います。今回は、COVID-19拡大の前後を比較しますので、その群分け（期間設定）も行います。

データソース
- 患者情報：DPCデータ（様式1）
- 患者の重症度：DPCデータ（Hファイル）
- その他、病院や病棟の状況：病床稼働状況、コロナ患者受け入れ状況の記録（電子カルテ内）

比較対象
- 「COVID-19感染症拡大前の2019年度（コロナ前群）」と「COVID-19感染症拡大後の2020年度（コロナ禍群）」
- 病床稼働状況、コロナ患者受け入れ状況を記録した院内データ

2——分析の対象期間と対象者を決める

事例2の分析では、次の通り設定しました。
看護必要度のデータを使用して分析をするため、小児科や産婦人科の患者は除外します。加えて、COVID-19の感染拡大期には病棟を閉鎖したり、休床した病床もありましたので、それも除外します。
比較群は、コロナ前群を2019年度（2019年4月1日～2020年3月31日）、コロナ禍群を2020年度（2020年4月1日～12月31日）と設定して

います。両群の設定期間が異なっていることに注意が必要です。できれば同じ方がよいと思いますが、現場の状況をできるだけ早めに明らかにしたい場合は、現時点で揃っているデータを使って分析することもあります。その場合は、比較できる形にデータを処理すれば設定期間が異なっていても分析は可能です。

> **分析対象**
> ・2019年4月1日〜2020年12月31日に退院した患者
> ・コロナ病棟以外の一般病棟。ただし、小児科・産婦人科病棟、休床を除く

3──分析方法

今回の分析ではデータソースから抽出したデータを、病棟単位・日単位で集約し、病棟における診療科の受け入れ状況と患者の重症度を可視化するために以下の値を計測します。

> **診療科の受け入れ状況と患者の重症度を可視化する方法**
> ①病棟における診療科の混成度
> ②急性期医療提供患者割合
> ③重症患者割合
> ④日常生活介助などのケアが必要な患者割合
> ⑤手術以外の急性期治療が必要な患者割合
> ⑥手術後の患者割合

上記の各指標の分母・分子の設定条件とこれらの値がフォーカスしている視点を**表3-3**に示します。

これらの指標を病棟単位で2群間を比較します。具体的な分析方法は以下の通りです。

表 3-3 | 可視化の項目と計測方法

値	算出方法	視点
①診療科混成度	分子：日－病棟単位で受入診療科数 分母：当院診療科実数 33 診療	通常の診療より幅広い診療科の受け入れにより不慣れ感や業務の複雑化・煩雑化が生じるため、それを診療科数の割合で比較する
②急性期医療提供患者割合	分子：一般病棟用看護必要度の評価基準を満たす患者数 分母：その日の在院患者（退院患者除く）	一般病棟用の看護必要度は急性期一般入院料の施設基準に設定されており、診療報酬上の急性期医療提供患者を定義している。これにより、病棟の急性期医療提供患者を可視化する
③重症患者割合	分子：ICU 用もしくはハイケア用看護必要度の評価基準を満たす患者数 分母：その日の在院患者（退院患者除く）	ICU およびハイケア相当のケアが必要な患者を可視化する
④日常生活介助などのケアが必要な患者割合	分子：一般病棟用看護必要度評価の基準 1（A 得点 2 点以上かつ B 得点 3 点以上）を満たす患者数 分母：その日の在院患者（退院患者除く）	看護必要度 A 項目（モニタリングおよび処置等）に該当し、かつ、何らかの ADL 介助が必要な患者が該当する基準であるため、日常生活介助などの援助が必要な患者を可視化する
⑤手術以外の急性期治療が必要な患者割合	分子：一般病棟用看護必要度評価の基準 2（A 得点 3 点以上）を満たす患者数 分母：その日の在院患者（退院患者除く）	看護必要度 A 項目の特性上、比較的医療資源の投入量が高く、急性期的治療が必要な患者が該当する基準であるため、手術以外の急性期治療が必要な患者を可視化する
⑥手術後患者の割合	分子：一般病棟用看護必要度評価の基準 1（C 得点 1 点以上）を満たす患者数 分母：その日の在院患者（退院患者除く）	看護必要度 C 項目（手術）は、術後管理が必要な患者が該当する基準であるため、手術後の患者を可視化する

1. 分析対象集団の状況を記述統計により明らかにする

    どういう集団を対象としているのかを把握するために、どのような分析をする場合であっても、必ず最初にこの分析を行います。

2. 前述の①病棟における診療科の混成度、②急性期医療提供患者割合、

③重症患者割合、④日常生活介助などのケアが必要な患者割合、⑤手術以外の急性期治療が必要な患者割合、⑥手術後の患者割合の状況を群別に記述統計を行う
3. 前述の①〜③の両群の平均値の差を算出し散布図に示す
4. 診療科の受け入れ状況が大きく変化した病棟の患者像を明らかにするために、その病棟が本来対象とする患者とそうではない患者の選別を行い、看護必要度評価基準別およびB項目（ADL評価項目）別に比較する（χ^2検定）

この際のデータは、コロナ禍群（2020年4月1日〜12月31日）の患者の日ごとのデータを資料としました。

ステップ❸ 分析の実施

　分析方法が確定したら、データソースからデータを抽出し、事例1と同様にテーブル定義書☞p.131と分析実施に使うデータシート☞p.134を作成し、分析作業を行います。今回の分析は、可視化（記述統計）と比較になります。簡単な検定（χ^2検定）もありますが、Excelで十分に分析できます。値の記述統計や検定の方法は本書では割愛しますので、詳細はExcelのハウツー本などをご参照ください。

　分析作業は、分析方法が具体的で詳細なほど、時間はかかりません。分析するための準備がとても重要であることがわかるのがこの段階です。

ステップ❹ 分析結果の解釈

1──数字が何を示しているのか

● 分析対象集団を把握する

　どのような場合であっても、分析の最初は記述統計を行い、分析対象集団を把握します。今回の分析では、コロナ前とコロナ禍における病棟の状況を

表 3-4 | 分析対象患者の背景

N＝19,961

	コロナ前群 N＝12,750		コロナ禍群 N＝7,211		p
年齢（平均、標準偏差）	62.9	16.6	62.8	16.4	0.08
在院日数（平均、標準偏差）	11.4	16.3	12.5	20.4	＜0.01
男性（人、％）	7,174	56.3	4,428	61.4	＜0.01

p 値：Mann-Whitney U または X^2 検定

比較するため、分析の単位は日・病棟になり、患者数は 19,961 人で、その内訳は、コロナ前群 12,750 人、コロナ禍群 7,211 人になりました。病棟・日単位では、コロナ前群 4,026 日・病棟、コロナ禍群 2,713 日・病棟になりました。

まず、患者像を簡単に概観すると、患者の平均年齢は、コロナ前群 62.9 歳（標準偏差＊16.6）、コロナ禍群 62.8 歳（標準偏差 16.4）で、両群ほとんど変わりません。同様に在院日数は、コロナ前群 11.4 日（標準偏差 16.3）、コロナ禍群 12.5 日（標準偏差 20.4）で、コロナ禍群のほうが 1 日程度長いことがわかります（表 3-4）。

次に病棟の状況を見ていきます。入院患者数、死亡数、入院患者数＋在院患者数（その日に病棟にいる患者数）は、コロナ前群と比較してコロナ禍群は減少していることがわかります。一方で、患者像を示す、②急性期医療提供患者割合、③重症患者割合、④日常生活介助などのケアが必要な患者割合、⑤手術以外の急性期治療が必要な患者割合、⑥手術後の患者割合は、いずれもコロナ禍群で上昇していることがわかります（表 3-5）。

＊標準偏差とは、集団の平均値からの散らばり具合を示す値で、次の式で表されます。

$$s = \sqrt{\frac{1}{n-1}\sum_{i=1}^{n}(x_i-\bar{x})^2}$$

s：標準偏差、n：データ数、x_i：各データ値、$\bar{x}$：各データの平均値
平方根の中は「分散」ですが、母集団の分散を推定するために、n で除算（割り算）する「標本分散」ではなく、$n-1$ で除算する「不偏分散」が使われています。

表 3-5 | COVID-19 感染拡大前後の病棟単位の患者像の比較

1日当たりの値	コロナ前群 N=4,026日・病棟 平均	標準偏差	コロナ禍群 N=2,713日・病棟 平均	標準偏差	p
入院患者数（人）	3.22	2.83	2.67	2.51	<0.01
退院患者数（人）	3.28	2.41	2.99	2.19	<0.01
死亡数（人）	0.03	0.18	0.02	0.15	<0.01
入院患者数＋在院患者数（人）	35.19	6.52	30.17	7.15	<0.01
②急性期医療提供患者割合（%）	32.48	12.69	35.50	12.34	<0.01
③重症患者割合（%）	5.89	5.79	6.62	6.51	<0.01
④ケアが必要な患者割合（%）	16.31	7.64	17.92	8.91	<0.01
⑤手術以外の急性期治療割合（%）	12.41	7.88	15.58	9.38	<0.01
⑥手術後患者割合（%）	18.32	14.67	18.94	14.13	<0.01

p 値：Mann-Whitney U

- 病棟別分析 1：①診療科混成度は、どの病棟で上昇しているのか？

次に病棟単位で診療科の混成状況を測る診療科混成度を、コロナ前群とコロナ禍群で見ていきます。ここでは、病棟別に両群を比較していきます。病棟別に数値が並びますので、心情としては病棟間を比較したくなりますが、今回の場合、病棟によってコロナ前での診療科構成比が異なりますので、病棟間の比較は意味がありません。あくまでもコロナ前とコロナ禍の群間比較になります。病棟別に見ると、すべての病棟で有意差をもって差がある状況ですが、12病棟のうち、この値が上昇したのは11病棟で、1病棟は減少していることがわかります。そして、コロナ前より顕著（今回はコロナ禍とコロナ前との差が9%以上）に上昇した病棟が3病棟あることがわかります（図 3-8）。

病棟で受け入れる診療科の混成度が増加するのは、有事に対応するための特殊病棟設置によるためです。当該医療機関の職員であればその状況は感覚的・業務的に認識しており当然の結果と言えますが、コロナ前とどのくらい変わっているのかを数値化することに意義があります。

図 3-8 病棟別群間別診療科混成度

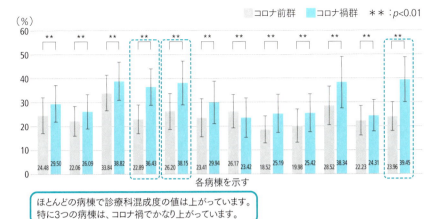

ほとんどの病棟で診療科混成度の値は上がっています。
特に3つの病棟は、コロナ禍でかなり上がっています。

● 病棟別分析 2：患者の重症度は、どの病棟で上昇しているのか？

　続いて、患者の重症度の変化をコロナ前群とコロナ禍群で病棟別に見ていきます。これは、②急性期医療提供患者割合を両群で比較します。前項の①診療科混成度と同様に、この値も病棟間の比較は意味がありません。病棟別に②急性期医療提供患者割合を見ると、12病棟のうち、この値が上昇したのは9病棟で、3病棟はコロナ禍群の方が減少していました（図3-9 ☞p.154）。表 3-5 の全体の結果では、この値はコロナ禍群で上昇していることがわかりましたが、病棟別に見ると下がっていた病棟があることがわかります。なお、コロナ前より顕著（今回はコロナ禍とコロナ前との差が6％以上）に上昇した病棟は4病棟あることがわかりました。

　さらに、②急性期医療提供患者割合と③重症患者割合の関係を見ていきます。ここでは、散布図を使います（図3-10 ☞p.154）。2つの値について病棟ごとの平均値の差（コロナ禍群－コロナ前群）を求め、縦軸に②急性期医療提供患者割合の差、横軸に③重症患者割合の差をプロットしていきます。値＝0の時、コロナ前とコロナ禍の平均値が同じということになります。この散布図では、平均値の差を取ってきていますので病棟間の比較が可能です。値の高低を比べるわけですが、「何をもって高いというか？」が1つのポイントになります。つまり、ベンチマークする時の1つの基準（目安）を設ける

図 3-9 病棟別群間別急性期医療提供患者割合

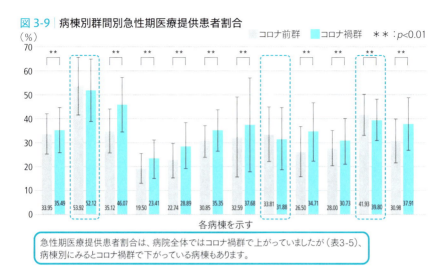

急性期医療提供患者割合は、病院全体ではコロナ禍群で上がっていましたが（表3-5）、病棟別にみるとコロナ禍群で下がっている病棟もあります。

図 3-10 病棟別急性期医療提供患者割合と重症患者割合の関係

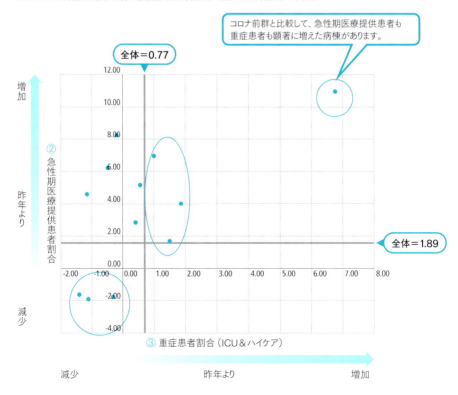

コロナ前群と比較して、急性期医療提供患者も重症患者も顕著に増えた病棟があります。

ことが必要になります。今回は、全体の値を1つの目安として設定しています。図3-10を見ると、どちらの値も上がっている病棟は6病棟、②急性期医療提供患者割合のみが上がっている病棟が3病棟、両方の値が下がっている病棟が3病棟あり、特に、両方の値が全体の値より上回っている病棟は4病棟で、そのうちの1病棟は顕著に上昇しています。この病棟はコロナ前と比較して、②急性期医療提供患者、ならびに、③重症患者の病棟患者数に占める割合が急激に上昇したことがわかります。

- **病棟別分析3：診療科混成度と患者像の関係を見る**

①診療科混成度と②急性期医療提供患者割合の関係は、どうなっているのでしょうか？　これについても前項の病棟別分析2と同様に、この2つの値の平均値の差の値を、横軸に①診療科混成度、縦軸に②急性期医療提供患者割合としてプロットしていきます（図3-11☞p.156）。図3-11を見ると、コロナ前と比較して、①診療科混成度と②急性期医療提供患者割合が両方とも上昇した病棟もあれば、両方とも減少した病棟や、①診療科混成度は全体値までの上昇を認めないものの、②急性期医療提供患者割合が顕著に上昇している病棟があることがわかりました。このことからも、単に「忙しい」と言っても、病棟によって状況が異なることがわかります。

- **診療科混成度の上昇に関連する患者像とは何か？**

①診療科混成度が上昇したということは、その病棟で従来受け入れていなかった患者を受け入れたということになります。では、従来受け入れていない患者とは、どのような患者像なのでしょうか？　ここでは、それを見ていきます。

コロナ禍群のデータのみを使い、患者を日ごとに、通常受け入れている診療科の患者であるか否かを識別します（図3-12☞p.157）。この時に使うデータは、日・患者単位になります。通常受け入れている診療科の患者を「病棟対象患者群」、そうでない患者を「病棟対象外患者群」として、これまで計測してきた②急性期医療提供患者割合、③重症患者割合、④日常生活介助などのケアが必要な患者割合、⑤手術以外の急性期治療が必要な患者割合、⑥手

図 3-11 | 病棟別診療科混成度と急性期医療提供患者割合の関係

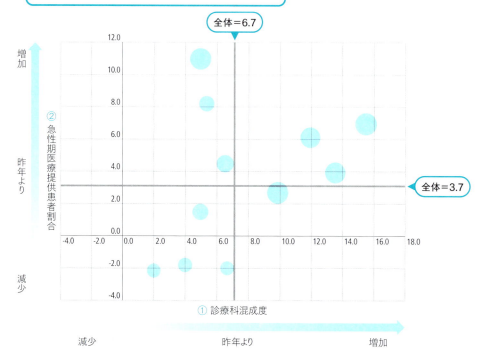

術後の患者割合、を比較します（**図 3-13a** ☞p.158）。その結果、「病棟対象患者群」に多い患者像は、②急性期医療提供患者や⑥手術後の患者であり、「病棟対象外患者群」に多い患者像は④日常生活介助などのケアが必要な患者や⑤手術以外の急性期治療が必要な患者であることがわかりました。

さらに、患者の ADL に注目して見ていくと、「病棟対象患者外群」は、移乗、食事摂取、衣服の着脱に介助が必要な者の割合が高いことがわかりました（**図 3-13b** ☞p.158）。「危険行動」や「診療・療養上の指示が通じる」に該当する患者割合は、両群の差を認めませんでした。この結果から、病棟対象外患者というのは、日常生活援助が必要な患者であり、診療科混成度が上昇するとそのような患者が増加することを示唆していました。

図 3-12 病棟対象患者と病棟対象外患者のイメージ

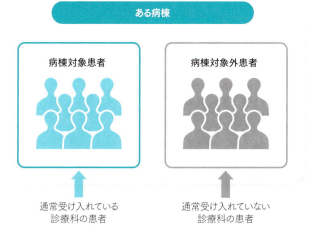

2── 示された数値をどう捉えるのか

- 分析対象の 12 病棟のうち 11 病棟で、COVID-19 感染症拡大前と比較して病棟の診療科の混成度合いが上昇した

　これまでやりとりのなかった医師とのコミュニケーションや、普段担当しない疾患の患者をケアするなど、不慣れな業務の増加が推測できます。

　仮に不慣れな状況がなかった場合であっても、診療科の混成度合いの上昇により、業務の多様化・煩雑化が推測できます。

- 一般病棟では、急性期医療提供患者や重症患者の割合が増加した
- 「診療科の混成度合いが高い」ことと「急性期医療提供患者の割合が高い」ことは共存していない

　「忙しいと悲鳴が上がっている」状況を、これらの2つの視点で見ると、その意味するところは病棟によって異なります。

3── この分析の強みと限界

　分析には、強みと限界（課題）があります。それを意識して分析すると、

図 3-13 | 病棟対象患者群・病棟対象外患者群の患者像

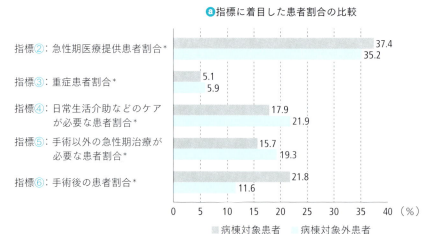

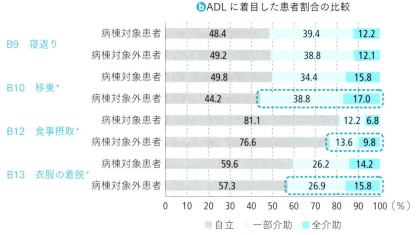

＊：$p<0.01$

この分析の有用性（この分析が優れている点、いわゆる「売り」となるもの）と今後の課題が明確になります。

● 強み

　この分析の主な強みは、以下の通りです。
　　・既存尺度（看護必要度）を活用し、定量的に計測できる

・既存データ（DPC などの医療用データ）を使うため、データ取得のための労力が不要

　既存尺度を利活用できるということは、尺度開発の必要がないという点で分析の幅が各段に広がります。特に、看護必要度については、わが国において認知度が高く、多施設で同様の分析を試みる際に、汎用性があります。

　加えて、データ取得のための労力が不要であるということは、手間と時間をかけてデータ収集をしなくてすみますので、継続した計測がより実現しやすくなります。新規にデータを取得することは、かなり骨の折れる作業です。継続したモニタリングができるということは、業務改善を行うための情報が蓄積できることにつながりますので、大きなメリットになります。

● 限界

　どのような分析であっても、完全なデータというものは存在しませんので限界が生じます（前述したように、看護必要度はある側面から患者像を分類することができますが、すべての患者の状態を完全に反映できるものではありません）。また、医療という複雑な状況を手元にあるデータのみで表現しようとしており、事象の中にはデータが取得できないものも多々存在しますので、分析に限界があるのは当然のことです。しかし、ある事象に対して見えないところをできる限りイメージしながら、見えるところから何かを進めていくことがとても大事です。分析には限界があることを前提として結果を捉えることが重要であり、今回の分析で網羅できなかったことは、今後の分析課題になります。

　この分析の限界は、以下の通りです。
・「忙しさ」を、「病棟における診療科の混成度」と「看護必要度の基準で計測できる急性期医療提供患者」で示している。これら以外の「忙しさ」に関連する要素は反映されていない
・あくまでも COVID-19 感染症拡大の前後で比較しているので、診療科混成度や急性期医療提供患者割合がコロナ前から高い病棟は、評価されにくい可能性がある

これらを考慮して、結果を捉えることが必要です。

ステップ❺ 改善策の提案

　今回の事例では、「忙しいと悲鳴が上がっている」という状況を、ヒアリングによりその主たる要因として考えられた「不慣れな状況」と「患者の重症度が上がった」に焦点を当てて分析しています。

　COVID-19患者を受け入れるために病棟の特性や動線、スタッフの状況など当該医療機関のさまざまな状況を鑑み検討した上で、病棟機能特性や病棟役割を分化させて運用した結果になります。この結果は、比較的経験の浅い人材、術後管理に経験豊富な人材など、多様な人材を適材適所に配置するための意思決定に活用できるのではないでしょうか（次項に改善策の1例を記します）。

　仮にこの分析を複数の医療機関で実施して、同じような結果が出たとしても医療機関の状況により改善策等の内容は変わってきます。結果を見て、自院や自病棟に合った改善策を考案していくのが看護管理者の仕事になると思います。

ステップ❻ 改善活動評価のための継続的なモニタリング方法の検討

　今回の分析に対する継続的なモニタリングと改善活動の評価は、どのように行えばよいでしょうか？

　診療科混成度や急性期医療提供患者割合は、この有事に対応すべく運用してきた結果ですので、今後しばらくは変わらないかもしれません。結果から得られた病棟の特性に基づいて、看護師の配置を検討することになると思います。改善策の案としては、以下が考えられます。これは、有事の際に限られた人材をどう配置するかという視点に立ったものです。

　・COVID-19感染症拡大前と比較し、診療科混成度および急性期医療提供患者割合が上昇した病棟には、日常生活援助に慣れた看護師、比較的経験が浅い看護師の配置を検討

・COVID-19感染症拡大前と比較して診療科混成度はさほど変化なく、急性期医療提供患者割合が上昇した病棟には、術後管理に経験が豊富な看護師の配置を検討

それぞれの医療機関の状況に応じて、別の改善策が考えられることもあると思いますが、一定の策を講じた上で、病棟単位で**表 3-3** ☞ p.149 の指標①～⑥の計測、看護師 1 人当たりの受け持ち患者数、患者 1 人当たりの看護時間などをモニタリングしていくことで、改善策としての看護師の配置状況に対する評価になると考えられます。

また、業界の改善策としては、このような病棟における診療科の混成状況や患者像の変動、看護師や看護補助者の配置状況を日々可視化でき、かつ有害事象発生などの患者アウトカムとの関係をモニタリングするシステムの開発や、その状況をエビデンスにする研究を行っていくことが必要になると考えます。

事例 2 の一連のプロセスを図 3-14 ☞ pp.162 ～ 164 にワークシートの形でまとめました。こちらもあわせてご覧ください。

まとめ：感覚的・経験的な印象を数値で確認する

事例 2 は有事の際の病棟マネジメントの視点での疑問点を数字で表現し、可視化することに挑んだ一例です[2]。この事例の結果は、当該医療機関の職員からしてみれば、日々の実臨床でのさまざまな意思決定により運用されたものであり、当然の結果とも言えるでしょう。しかし、日常の臨床の場で感覚的・経験的にもつ印象を数値で確認することは、その実態を評価し、次の意思決定につなげていく上でとても重要になります。一方で、このような分析結果は、提供する医療・看護の一部を見ているにすぎません。それを補うのは専門的知識や経験になります。データで示される結果も、皆さんの臨床活動における経験も、ともに有用ですので、これらを融合することでよりよい医療・看護を提供できると考えます。

図 3-14 | 事例 2 のワークシート（問題意識からモニタリングまで）

問題意識

- COVID-19患者受け入れ病棟を確保するため、一般病棟は一部診療科構成を変えて運用した。そのため、現場の看護師からあまりの忙しさに悲鳴が上がっている。
- 一般病棟（COVID-19感染症患者受入れ病棟以外）について、病棟単位で「忙しさ」を定量的に示せないか？
- この状況を病院運営者（上層部）に示すことで何らかの善処が図れないか？

分析の目的、問い

【目的】
- 病棟の「忙しさ」を明らかにすること

【問い】
- 病棟の「忙しさ」の原因は何か

【現象】
- 病棟における診療科構成の変化により、これまで受け入れていなかった診療科の患者をその病棟で受け入れることにより、不慣れな状況が発生した
- これまで受け入れていなかった診療科の患者をその病棟で受け入れることにより、業務が多様化・煩雑化した
- COVID-19発生前と比較して重症患者が増えた

【具体的で分析可能な問い】
- 病棟の診療科受け入れ状況を可視化
- 患者状態を可視化

分析方法 ❶

【分析対象期間】
- 2019年4月1日～2020年12月31日に在院した患者

【分析対象者】
- コロナ病棟以外の一般病棟（除外：小児科・産婦人科病棟）

【データ項目と情報源】

現象	データ項目（変数）	既存or新規収集データ	情報源（データソース）の候補
ー	患者の年齢構成	既存 or 新規	DPCデータ（様式1）
診療科構成	診療科混成度	既存 or 新規	DPCデータ（Hファイル）
重症患者の増加	急性期医療提供患者割合	既存 or 新規	DPCデータ（Hファイル）
重症患者の増加	重症患者割合	既存 or 新規	DPCデータ（Hファイル）
重症度の増加	日常生活介助などのケアが必要な患者	既存 or 新規	

【分析の単位】
- 日ごと、病棟ごと
- 比較：コロナ前群（2019年4月1日～2020年3月31日）　コロナ禍群（2020年4月1日～2020年12月31日）

分析方法 ❷

【分析手法】

❶ 単純集計（基本統計量の算出、表・グラフ化、クロス集計等）

データ項目（変数）	データのタイプ	集計・視覚化の方法
診療科混成度	連続変数	基本統計量の算出、群間比較、ヒストグラム、棒グラフ
急性期医療提供患者割合	連続変数	基本統計量の算出、群間比較、ヒストグラム、箱ひげ図、棒グラフ
重症患者割合	連続変数	基本統計量の算出、群間比較、ヒストグラム、箱ひげ図、棒グラフ
日常生活介助などのケアが必要な患者	連続変数	基本統計量の算出、群間比較、ヒストグラム、箱ひげ図、棒グラフ

❷ 分析目的実現のための分析
1. 分析結果の示し方
   - すべての変数の記述統計を行う
   - 表3-3 ☞P.149 の指標の値の群間比較を行う（統計的有意差の確認）
2. 分析の目的の種類
   - 表3-3の指標①〜③の両群の平均値の差を算出し散布図に示す
   - その病棟が本来対象とする患者とそうでない患者を選別し、看護必要度評価基準およびB項目別に比較する

分析結果のまとめ（分析結果からわかること）

- コロナ前群と比較して、診療科混成度、急性期医療提供割合、重症者割合が上昇していた
- 病棟別に見ると、上記の指標について、上昇している病棟、変化していない病棟など病棟差が存在するものの、これらの指標が顕著に上昇した病棟があった
- 急性期医療提供割合と重症者割合の群間差を散布図で見ると、両指標とも顕著に上昇している病棟が病棟存在した
- 診療科混成度と急性期医療提供患者割合の群間差を見ると、両指標とも上昇している病棟、どちらか一方が上昇している病棟、どちらも減少している病棟が存在した
- 病棟対象患者群に多い患者像は、急性期医療提供患者や手術後の患者であり、病棟対象外患者は、移乗、食事、衣服の着脱に援助が必要な患者であった
- 「忙しいと悲鳴が上がっている」状況は、診療科混成度と患者の重症度の視点で見ると病棟によってその特徴が異なることがわかった

考えられる改善策

- 診療科混成度および急性期医療提供患者割合が上昇した病棟には、日常生活援助に慣れた看護師、比較的経験の浅い看護師の配置を検討
- 診療科混成度はコロナ前と比較して変化なく、急性期医療提供患者が上昇した病棟には、術後管理の経験が豊富な看護師の配置を検討

モニタリング方法

モニタリング指標	算出のタイミング	算出方法（計算式）	データソース	備考
❶ 診療科混成度	3か月	分子：日・病棟単位で投入診療科数 分母：当院診療科実数33診療科	DPCデータ (Hファイル)	
❷ 急性期医療提供患者割合	3か月	分子：一般病棟用看護必要度の評価基準を満たす患者数 分母：その日の在院患者（退院患者除く）	DPCデータ (Hファイル)	
❸ 重症患者割合	3か月	分子：ハイケア用もしくはICU用看護必要度の評価基準を満たす患者数 分母：その日の在院患者 （退院患者除く）	DPCデータ (Hファイル)	
❹ 日常生活介助などのケアが必要な患者割合	3か月	分子：一般病棟用看護必要度評価の基準1（A得点2点以上かつB得点3点以上）を満たす患者数 分母：その日の在院患者（退院患者除く）	DPCデータ (Hファイル)	
❺ 手術以外の急性期治療が必要な患者割合	3か月	分子：一般病棟用看護必要度評価の基準2（A得点3点以上）を満たす患者数 分母：その日の在院患者 （退院患者除く）	DPCデータ (Hファイル)	
❻ 手術後の患者割合	3か月	分子：一般病棟用看護必要度評価の基準3（C得点1点以上）を満たす患者数 分母：その日の在院患者 （退院患者除く）	DPCデータ (Hファイル)	

Column

データに基づく意思決定をしている姿をスタッフに見せる

　ある病院でデータ分析を用いた看護研究に取り組んでいた若手看護師に「データに基づく質改善やマネジメントが求められる時流の中で、日常的かつ習慣的にデータ分析ができるようになるには、どうしたらよいと思いますか」と問いかけたところ、「日々の看護実践における質改善や病棟運営に関する判断が、データに基づくというよりも、経験や感覚に基づくものが多い印象を受けるので、質改善やマネジメントにデータ分析が必要だとあまり思えません」という答えが返ってきました。データ分析を推進してきた者にとっては、ショックな言葉でした。「これは、この病院固有の問題なのか？」と思い、文献等を調べると、そうではないということがわかりました[1]。

　この若手の発言は、かなり本質を突いた指摘だと思います。現場の看護管理者は、院内の多くの情報やさまざまな根拠となる数値に基づいて、意思決定をしていると思います。ただ、それが根拠に基づいているように見えていないのかもしれません。必ずしもデータに基づくものばかりではないことは多分にあるでしょう。しかし、なるべく根拠に基づいてさまざまなことを判断し決定していくべきであるという考え方は根強いと思います。

　医療や看護は、数値で表されるものがすべてではなく、むしろエビデンスがあるものの方が少ないかもしれません。しかしながら、決断のすべてではないものの、一部でも文献的な根拠、統計的な根拠、自院の数値的傾向などを用いて判断していること、そして「看護管理者が根拠に基づいて判断している」姿をスタッフに伝えていくことも、データ分析に基づいた質改善やマネジメントの実現に必要なのだと思います。

参考文献
1）横山映理子，大久保暢子，柳橋礼子ほか：臨床看護師の研究意欲と困難性に関する検討，聖路加国際大学紀要，4：47-52，2018.

Column

「実践家」と「分析屋」が協同する体制を夢見て

　看護界では、臨床現場と研究職との間に距離がある印象を受けます。医師の世界では診療科長がその診療領域の教授であり現場のマネジャーでもあります。一方、看護界では、病院の看護管理者と大学の研究者は別の組織体で活動しています。

　通常の臨床業務をしながら研究などの学術活動を精力的に行う看護師もいます。とはいえ、臨床現場で働く看護師の多くは研究になじみが薄く、苦手意識を持っているのではないでしょうか。一方で研究職として働く看護師は、その多くが大学に所属しており、一定の臨床経験はあるものの、すでに現場から離れて最新の動向を把握しにくい環境にあります。

　言い換えると、臨床現場で働く看護師は、臨床のことを把握し、経験的・実践的視点で現状課題を捉える力がある「実践家」と言えます。研究者は最新の学術情報を入手し、研究デザインを設定し分析する力がある「分析屋」と言えます。データを扱うことに苦手意識がある臨床看護師の「実践家」と臨床から離れてしまった研究職の「分析屋」が協同し、各々の立場で得意分野を生かして看護を可視化し、必要な課題を導き出す――この体制が看護の発展につながるのではないでしょうか。

　データ分析は「研究者にしかできない」ことではありません。興味を持ち、リサーチマインドを持っている人であれば誰でもできます。ただ、実践家は臨床の現場で、分析屋は研究の世界で情熱を持って多くの時間や労力を費やして日々研鑽していますので、やはり得意分野を生かす方向で体制を組む方が効率的ですし、きっと楽しいのではないかと思います。ワクワクしながら分析に取り組むとうまく前に進む、というのが私の持論です。

　右図は、実践家と分析屋が協同する分析フローです。トップマネジャーからのオーダーが抽象的な場合、これを具体化するために分析屋が臨床家にヒ

アリングします。課題を明確にできたら、分析計画を立案・共有し、変数やデータソースを決めます。この段階でデータ抽出ロジックが概ね考案できます。続いてデータを抽出します。使用可能な場合は医療情報システム内の既存情報を出力し、診療録記載からしか抽出できないものは、誰が行っても同じ抽出結果になるよう定義を決めて抽出します（定義を決めることは重要）。レビューは、作業負担の面からレビューでなければならない情報に限定し、できるだけ医療情報システム内から機械的に出力できる情報を使います。レビューしたデータと医療情報システムからの出力情報を連結し、データク

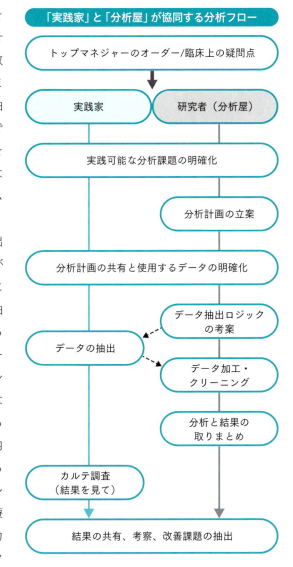

リーニングを行います。この作業終了後に分析し、結果を取りまとめます。実際の分析に入るまでの工程がとても重要です。

　結果は「実践家」と「分析屋」で共有します。結果から読み取れることは、立場によって異なりますので、双方の視点で検討することが、改善策の立案とその後のモニタリングに有用です。

問題の解答・解説

Chapter II
データ分析を行う前におさえておきたい データの見方・捉え方

2-1 データの種類 (p.63)

(問1) 解答：❸

解説：❶❷❹は質的変数で名義尺度、❺は量的変数で離散変数です。

(問2) 解答：❶

解説：Bの最終学歴は質的変数で順序尺度、Cの病棟の名称は質的変数で名義尺度、Dの月当たりの病床稼働率は量的変数で連続変数になります。

2-2 統計グラフ (p.70)

(問1) 解答：❶手指消毒を忘れる場面を年度ごとにまとめていない（年度の軸がない）ため、年度ごとの比較が難しい、❷年度ごとの帯グラフ（「年次変動」を割合と考えた場合）、もしくは年度ごとの積み上げ棒グラフ（「年次変動」を件数と考えた場合）

(問2) 解答：❶

解説：B：当該事例の調査対象は看護師となっています。輸血に関するインシデント報告が医師も同等に発生しているかは不明です。C：休日と平日の事例発生が影響し合っているかはこの情報からではわかりません。したがって、休日のその他の事例が平日と比較して少ない理由は、この情報からは不明です。

(問3) 解答：❶年度、❷棒グラフ：報告事例の種類別件数、折れ線グラフ：新人看護師が（薬剤間違い事例の）当事者となった割合。完成形のグラフは右になります。

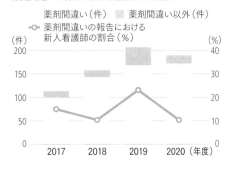
薬剤間違いの件数と新人看護師による割合

(問4) 解答：❶、❹

解説：❶病床稼働率が高

くても入院単価が低い患者を多く受け入れた場合、多少病床稼働率が低くても入院単価が高い患者を多く受け入れた場合と比較すると、後者のほうが入院稼働額が高くなることがあります。したがってこの2つの変数は必ずしも比例しません。❹3月の病床稼働率は80%を上回っています。

2-3 データの集計 ①度数分布表 (p.77)

(問1) 解答：(ア) 34 (イ) 30 (ウ) 14.0 (エ) 91.0

(問2) ❶ 1日当たり30分以上勤務時間外に記録している看護師の割合は、A病棟で42.2%＝(9＋7＋2＋1)/45×100、B病棟で44.0%＝(11＋6＋3＋2)/50×100である。したがってB病棟のほうが30分以上勤務時間外に記録している看護師の割合が大きい。

❷ 解答：147人　解説：350×0.42の式から求められます。

2-4 データの集計 ②ヒストグラム (p.83)

(問1) 解答：❶

解説：ヒストグラムからデータのばらつきを見る場合、山が鋭く、裾が短いほうがデータのばらつきが小さい分布になります。

(問2) 解答：❹

解説 **a**：山が2つできている（2峰性もしくは多峰性）からといって階級の幅が狭いとは言えません。**b**：多峰性のヒストグラムの場合、種類の異なる集団が混在している可能性があるため、データを区別して分析するなどの工夫が必要です。多峰性の分布を示す集団では、平均値や最頻値は集団を代表するのに適さないとされています。

2-5 データの要約 ①代表値 (p.88)

(問1) 解答：❸

解説：中央値が7日であることから、半数を超える看護師が9日以上の年休を取得しているとは言えません。

(問2) 解答：❸

解説：外れ値（63.1%）が存在し、平均値に影響を与えているため、データの代表とは言いがたい。

2-6 データの要約 ②箱ひげ図 (p.92)

（問1）解答：❸　（問2）解答：❶

2-7 2変量のデータ (p.100)

（問）解答：❷

2-8 時系列データの基本的な見方 (p.110)

（問1）解答：❷

解説：❶若手看護師の退職者の割合を他の経験年数層と比較するには、他の経験年数の階層の看護師の人数や退職者数が必要です。❸若手看護師の退職者数の増加をもって、その割合が高くなっているとは言えません。❹若手看護師の入職者数については、この情報からはわかりません。

（問2）解答：❶移動平均、❷滑らかな／なだらかな／平滑化された、❸予測

解説：7日移動平均は、任意の日付の前後3日分の値の平均となります。したがって、データの両端（この問題の場合は4月1～3日、9月28～30日）の3日分の移動平均の値は計算されていません。

2-9 標本調査 (p.116)

（問1）解答：❸

解説：高校でどのような統計教育を受けたのかを知りたい集団は、A大学に今年入学した1年生が母集団になります。また、実際に調査する母集団の一部を標本（サンプル）といい、❹の集団がそれに該当します。

（問2）解答：❸

解説：単純無作為抽出とは、母集団に含まれるすべての個体が同じ確率で選ばれることです。無作為抽出の方法として❷に記載されている方法があります。❸の人が適当に好きな数字を選ぶと、好きな数字という時点で作為的になるので、すべての個体が同じ確率で選ばれることにはなりません。

2-10 総合テスト (p.118)

（問題1）解答：❹

解説：❶の折れ線グラフは、時間とともに数量が変わる様子を表すために用

いるグラフとして適しています。異なる時点で測定された値（数値）の変化を見ることができます。❷と❸の棒グラフは、数量の大小を比較する時に適したグラフです。この図の場合、病棟内のインシデントの種類を比較することはできますが、ICU病棟と一般病棟で報告された事例総数が異なるため、病棟間の比較ができません。

問題2 解答：問1 ❶

解説：累積相対度数0.5が入る階級が中央値を含む階級になります。平均値については、仮に各階級のすべてが最小値だった場合と最大値だった場合（21人以上40人以下の階級を例にすると最小値は21人で最大値は40人）の平均値を求めます。この問題の場合、前者が65.8人、後者が84.8人になり、平均値はこのレンジ（範囲内）に存在することになります。中央値と比較すると、平均値の方が大きいです。

解答：問2 ❷

解説：ウの記載内容について、大都市に限られるから階級を1つにまとめているわけではありません。ちなみに、度数分布表を丁寧に読んでいくと、受診数が多い/少ない地域はどういう地域かといった次なる分析や調査のイメージも湧いてきます。大病院であれば、連携医療機関との関係などの課題を見つける最初の手がかりになるかもしれません。

問題3 解答：問1 ❸

解説：ア　箱ひげ図が示す四分位範囲は、2009年度が61千円（329-268）、2019年度が56千円（416-360）であり、2019年度は60千円以上ではありません。イ　2019年度の中央値/2009年度の中央値の式で求められます。したがって、2019年度の中央値は、2009年度の中央値の1.32倍です。

解答：問2 ❹

解説：箱ひげ図に示される最小値や最大値、第1四分位（12番目）や第3四分位（35番目）にあたる値に注目します。

問題4 解答：問1 ❹

解答：問2 ❶

解説：標本は、できる限り母集団の縮図となっていることが重要です。❷は、年齢順に抽出するので年齢による偏りが生じます。❸は、師長が指名するため、無作為抽出にはなりません。❹と❺は、医療機関に関する偏りが生じる可能性があるため無作為抽出とは言えません。

引用・参考文献

Chapter II データ分析を行う前におさえておきたい「データの見方・捉え方」

2-1. データの種類
1) 日本学術会議情報学委員会 E-サイエンス・データ中心科学分科会：提言ビッグデータ時代に対応する人材の育成．2014．http://www.scj.go.jp/ja/info/kohyo/pdf/kohyo-22-t198-2.pdf（2024年8月30日閲覧）
2) 涌井良幸，涌井貞美：統計学の図鑑．18-19，技術評論社，2015．
3) 統計検定協会：データの分析．2-53，東京図書，2012．
4) 統計検定協会：データの活用．2-15，東京図書，2012．

2-2. 統計グラフ
1) 森脇睦子，林田賢史，鳥羽三佳代：医療の可視化から始める看護 マネジメント-ナースに必要な問題解決思考と病院データ分析力．31-45，南山堂，2018．
2) 涌井良幸，涌井貞美：統計学の図鑑．22-25，技術評論社，2015．
3) 統計検定協会：データの分析．5-53，東京図書，2012．
4) 統計検定協会：データの活用．5-75，東京図書，2012．

2-3. データの集計 ①度数分布表
1) 涌井良幸，涌井貞美：統計学の図鑑．28-33，技術評論社，2015．
2) 統計検定協会：データの分析．32-34，東京図書，2012．
3) 統計検定協会：データの活用．55-56，東京図書，2012．
4) 前掲書3），76-81．

2-4. データの集計 ②ヒストグラム
1) 涌井良幸，涌井貞美：統計学の図鑑．28，技術評論社，2015．
2) 統計検定協会：データの分析．34-38，東京図書，2012．
3) 統計検定協会：データの活用．82-87，東京図書，2012．

2-5. データの要約 ①代表値
1) 涌井良幸，涌井貞美：統計学の図鑑．34-37，技術評論社，2015．
2) 統計検定協会：データの分析．56-61，東京図書，2012．
3) 前掲書2），76-77．

2-6. データの要約 ②箱ひげ図
1) 涌井良幸，涌井貞美：統計学の図鑑．41，技術評論社，2015．
2) 統計検定協会：データの分析．44-54，東京図書，2012．
3) 前掲書2），67-72．
4) 総務省統計局：なるほど統計学園，初級編．https://www.stat.go.jp/naruhodo/4_graph/shokyu/hakohige.htm（2024年8月30日閲覧）

2-7. 2 変量のデータ

1) 涌井良幸，涌井貞美：統計学の図鑑．44-45，技術評論社，2015．
2) 統計検定協会：データの分析．8-9，東京図書，2012．
3) 統計検定協会：データの活用．62-65，東京図書，2012．
4) 前掲書 3），73-75．
5) 統計検定センター：2019 年統計検定 3 級．

2-8. 時系列データの基本的な見方

1) 日本統計学会：データの分析．16-21，東京図書，2012．
2) 前掲書 1），30．
3) 前掲書 1），205．
4) 日本統計学会：データの活用．132-149，東京図書，2012．

2-9. 標本調査

1) 日本統計学会編：データの活用．166-173，東京図書，2012．
2) 日本統計学会編：データの分析．163-168，東京図書，2012．
3) 前掲書 2），172．
4) 前掲書 2），205．
5) 統計検定センター：2019 年統計検定 3 級．

Chapter III｜事例で学ぶ　臨床的疑問から改善策立案までの一連のプロセス

事例 2　COVID-19 感染拡大期の忙しさと患者像の可視化

1) 筒井孝子：看護必要度の成り立ちとその活用―医療制度改革における意味と役割．21-61，照林社，2008．
2) 森脇睦子，高橋千尋，鳥羽三佳代ほか：有効な人員配置のための探索的研究―COVID-19 感染症対策の経験に基づいた人員管理に資する分析手法の一例．日本医療マネジメント学会雑誌，24（1），31-38，2023．

おわりに

　この本を手に取り、このページに目を止めていただき、ありがとうございます。
　あなたは、日々の看護を少しでもよいものにしようと、日夜心遣いされている方とお見受けしました。まずはそのお気持ちに感謝し、敬意を表します。

　そうです。この本は、看護の質的向上を実現するため、データを集め、分析し、役に立つ発見をするための力を身につけていただく本です。

　世の中はどんどん変化しています。新しい医療技術や治療薬が日々開発され、医療現場に届けられています。一方で、高齢者が増え、難しい病気の患者が現れ、医療により高い満足度を求める人たちも増えました。医療ニーズは量的にも質的にも高まっています。かといって、医療スタッフの数が増えることは簡単には望めません。その中で、唯一の希望は、情報技術の発達と普及で、データの蓄積が進み、それを分析する道具が身近になったことではないでしょうか。

　毎日湧いてくる数々の疑問や難題に、体力だけで立ち向かい疲れ果ててしまうのでなく、データを集めて分析し、問題の背景に潜む解決ポイントを見つけ出し、元気に乗り越えてゆく——現在はそんなことが求められているように思います。

今から百数十年ほど前、同じように看護の質的改善にデータを分析して立ち向かった先駆者がいました。フローレンス＝ナイチンゲールです。ナイチンゲールといえば、献身的看護の実践者のイメージが強く、戦地での死者数をグラフにして分析したり、そこで得られた事実に基づいて、責任者に医療システムの改善を求めたりした、データ分析者・社会改革者である側面があまり知られていないのは残念なことです。

　この国では、ともすると汗をかくことだけが大事と考えて、頭を使って楽をすることなどもってのほかと思っている人たちも少なからずいるように思います。しかし、今、時代の求めているものを思うとき、もう一度ナイチンゲールに学び、体を酷使しなくても成果が上がる働き方を見つけ出してほしいと思います。本書がその出発点になれば、著者一同これに勝る喜びはありません。あなたの強い気持ちと本書があれば、きっとそれが実現すると信じています。

2024年8月

著者を代表して
梯　正之

索引

数字

1次データ｜62
2次データ｜62
2変量のデータ｜94
3つの代表値（平均値・中央値・最頻値）の関係｜87
6ステップ、データ分析に取り掛かる段階から改善活動までの｜8, 46
25パーセンタイル値｜90
50パーセンタイル値｜90
75パーセンタイル値｜90

欧文

COVID-19｜142
Data Ware House（DWH；データウェアハウス）｜26
e-Stat｜117
Fisher（フィッシャー）の正確確率検定｜24
Friedman（フリードマン）検定｜24
Kruskal-Wallis（クラスカル・ワリス）検定｜24
Mann-Whitney（マン・ホイットニイ）検定｜24
McNemar（マクネマー）検定｜24
mean｜85
median｜87
mode｜87
Pearson（ピアソン）の相関係数｜24
Spearman（スピアマン）の順位相関係数｜24
t検定｜24
Wilcoxon（ウィルコクソン）検定｜24
Wilcoxon（ウィルコクソン）の符号付き順位検定｜24
χ^2（カイ二乗）検定｜24

和文

あ行

意思決定｜42
一元配置分散分析｜24
移動平均｜109
医療・看護界を取り巻く環境の変化｜2
エビデンスに基づいた看護マネジメント｜3
円グラフ｜66
帯グラフ｜66
折れ線グラフ｜65

か行

階級｜76, 83
階級値｜76
解釈
　——における留意点｜36
　——の手順｜34
可視化｜144
カテゴリー変数｜30
　——の対応｜30
間隔尺度｜61
看護必要度｜145, 146
患者の重症度｜148
急性期医療患者割合｜149
グラフによるデータの集約｜65
グループ別の分析｜32
クロス集計｜94
　——におけるポイント｜98
クロス集計表｜94, 95
欠損値｜29, 33
　——への対応｜29, 33
言語化｜10
現象への変換｜10
行動変容｜42
公表データ｜117

誤解を招きやすいグラフ表現 ｜ 69

さ行

差 ｜ 102
最小値 ｜ 90
最大値 ｜ 90
最頻値 ｜ 85, 87
左右対称でないヒストグラム ｜ 81
サンプリング ｜ 112
サンプル ｜ 112
時系列グラフ ｜ 101
時系列データ ｜ 101
　── の基本的な見方 ｜ 101
　── を用いたトレンド把握における留意点
　　　　　　　　　　　　　　　　　｜ 109
　── を用いたトレンド把握方法の実際
　　　　　　　　　　　　　　　　　｜ 102
事実確認や原因解明のために実施する分析
　　　　　　　　　　　　　　　　｜ 19, 20
指数 ｜ 106
悉皆調査 ｜ 113
実質的な影響度の検討 ｜ 39
実践家 ｜ 166
実態把握 ｜ 141, 144
質的データ ｜ 60
質的変数 ｜ 30, 60, 65
四分位範囲 ｜ 90
重回帰 ｜ 24
重症患者割合 ｜ 149
重症度、医療・看護必要度評価 ｜ 145
手術以外の急性期治療が必要な患者割合
　　　　　　　　　　　　　　　　　｜ 149
手術後患者の割合 ｜ 149
順序尺度 ｜ 61
新型コロナウイルス感染症（COVID-19）
　　　　　　　　　　　　　　　　　｜ 142
診療科混成度 ｜ 149
診療科の受け入れ状況 ｜ 148
数値の意味するところの理解 ｜ 38

数量の大小や時間的な変化を示すグラフ ｜ 65
ステップ❶思考の整理 ｜ 9
　──、事例1の ｜ 124
　──、事例2の ｜ 142
ステップ❷分析計画の立案 ｜ 15
　──、事例1の ｜ 130
　──、事例2の ｜ 147
ステップ❸分析の実施 ｜ 25
　──、事例1の ｜ 133
　──、事例2の ｜ 150
ステップ❹分析結果の解釈 ｜ 34
　──、事例1の ｜ 133
　──、事例2の ｜ 150
ステップ❺改善策の提案 ｜ 42
　──、事例1の ｜ 138
　──、事例2の ｜ 160
ステップ❻改善活動評価のための継続的な
　モニタリング方法の検討 ｜ 45
　──、事例1の ｜ 140
　──、事例2の ｜ 160
全数調査 ｜ 113, 114
相対値 ｜ 106
相対度数 ｜ 76
層別化 ｜ 80
層別分析 ｜ 32

た行

第1四分位数 ｜ 90
第3四分位数 ｜ 90
代表値 ｜ 85
代表的なグラフの概要と適した用途 ｜ 23
多峰性（峰が複数）のヒストグラム ｜ 80
単回帰 ｜ 24
単純集計 ｜ 94
単純集計表 ｜ 94
単純無作為抽出 ｜ 115
単峰性（峰が1つ）で左右対称のヒストグラ
　ム ｜ 80
中位数 ｜ 87

179

中央値｜85, 86, 90, 91
抽出｜112
積み上げ棒グラフ｜67
データ
　── の集計｜73, 78
　── の種類｜60
　── の入手｜25
　── の要約｜85, 90
データウェアハウス（Data Ware House；DWH）｜26
データクリーニング｜27
データ項目の確定｜15
データシート｜133, 134, 150
データ全体の特徴を把握するために単純に記述する分析｜19, 20
データソースの確定｜16
データ分析
　── における失敗を避けるために｜5
　── に取り掛かる段階から改善活動までの6ステップ｜8, 46
　── のプロセス｜4
データ分析・活用に必要なもの｜3
データ分析から改善活動まで
　──、ステップ❶思考の整理｜9
　──、ステップ❷分析計画の立案｜15
　──、ステップ❸分析の実施｜25
　──、ステップ❹分析結果の解釈｜34
　──、ステップ❺改善策の提案｜42
　──、ステップ❻改善活動評価のための継続的なモニタリング方法の検討｜45
　──、はじめに｜7
　──、まとめ｜46
テーブル定義書｜131, 150
問い｜9
　── を具体的かつ分析可能にするためのポイント｜11
統計学的検定法の選択、分析目的とデータ（変数）の特徴から見た｜24
統計グラフ｜65

特別な傾向｜34, 36
度数｜76
度数分布表｜73
　── に関連する用語｜76
トレンド｜101

な行

日常生活介助などのケアが必要な患者割合｜149

は行

箱｜90
箱ひげ図｜90
　── で用いる用語｜90
　── でわかること｜91
　── を使う時の注意点｜92
外れ値｜28, 33, 82, 85, 90
　── が存在するヒストグラム｜82
　── への対応｜28
　── や欠損値への対応方法（アドバンスト編）｜33
離れ小島｜82
範囲｜90
比｜106
ヒアリング｜143
ピーク｜79
比較妥当性の担保｜36
比較の重要性｜36
ひげ｜90
比尺度｜61
ヒストグラム｜78
　──、左右対称でない｜81
　──、多峰性（峰が複数）の｜80
　──、単峰性（峰が1つ）で左右対称の｜80
　──、外れ値が存在する｜82
　── からわかること｜83
　── の形状｜79
表・グラフ化、統計検定などの確定｜18

標本 | 112
標本誤差 | 114
標本調査 | 112-114
複合グラフ | 68
分割表 | 94
分析
　── の切り口 | 21
　── の手順 | 19, 25
　── を実施する際の留意点 | 27
分析結果
　── と持論 | 41
　── の活用段階 | 5
分析実施段階 | 4
分析実施前の計画段階 | 4
　── の重要性 | 5
分析単位 | 30
分析データの前処理 | 27
分析方法
　── の確定 | 18
　── の調整（再検討）| 27, 30
分析目的達成のために実施する分析 | 19, 20
分析目的とデータ（変数）の特徴から見た統計学的検定法の選択 | 24
分析屋 | 166
分布
　── と箱ひげ図の関係 | 91
　── の違いと代表値への影響 | 88
平均値 | 85
変化率 | 104
変数や指標の確定 | 15
ベンチマーク | 153
峰 | 79
棒グラフ | 65, 78
補完 | 33

母集団 | 112
　── と標本 | 113
ポピュレーション | 112

ま行

ミーン（mean）| 85
峰 | 79
無作為抽出 | 115
名義尺度 | 61
メジアン（median）| 87
モード（mode）| 87
目的 | 9
モニタリング | 45

ら行

ランダムサンプリング | 115
離散変数 | 24, 61, 62
粒度 | 56
量的データ | 60
量的変数 | 60, 65
臨床的疑問点 | 124
累積相対度数 | 76
累積度数 | 76
レセプトコンピュータ（レセコン）| 26
連続変数 | 24, 61, 62
ロジスティック回帰 | 24

わ行

ワークシート（問題意識からモニタリング方法まで）| 52
　──、事例 2 の | 162
割合を示すグラフ | 66

● 著者略歴

森脇睦子
Mutsuko Moriwaki

東京医科歯科大学病院クオリティ・マネジメント・センター 特任准教授

虎の門病院に看護師として入職しTNS（Toranomon Nursing System）を使った看護師配置がなされる環境下で働いたことを契機に、看護師の適正配置の評価に関心を持つ。2007年広島大学大学院保健学研究科健康情報学博士課程修了。日本医療機能評価機構で医療事故情報収集事業や産科医療事故補償制度に従事、国立病院機構総合研究センターでDPCのデータ分析、地域分析などに携わった後、2015年から東京医科歯科大学医学部附属病院クオリティ・マネジメント・センターに勤務。PDCA医療クオリティマネージャー養成講座プログラムを担当。2019年4月から現職。

林田賢史
Kenshi Hayashida

産業医科大学病院医療情報部 部長

東京大学医学部保健学科（現・健康総合科学科）卒業。社会保険中央総合病院（現・JCHO東京山手メディカルセンター）にて看護師として、IT企業にてITエンジニアとして勤務。広島大学大学院医歯薬学総合研究科（公衆衛生学）助手、京都大学大学院医学研究科（医療経済学）助教・講師を経て、2010年7月から産業医科大学に勤務。産業医科大学では、医療情報部副部長、産業保健学部（看護学科）教授を経て現職。看護や医療に関する経済学・情報学をベースに、政策・マネジメントに関する教育・研究、現場での実践を行う。博士（社会健康医学）。現在、厚生労働省診療報酬調査専門組織・入院医療等の調査・評価分科会委員を務める。

梯 正之
Masayuki Kakehashi

広島大学 名誉教授

1996年から広島大学医学部教授、2004年から広島大学大学院保健学研究科（2012年に医歯薬保健学研究科、2019年に医系科学研究科に改組）教授、2022年に退職。
主な著書にSrinivasa Rao ASR, Pyne S, Rao CR（Eds.）『Handbook of Statistics 37, Disease Modelling and Public Health（Co-authoring: Mathematical modelling of mass screening and parameter estimation）』（Elsevier North-Holland、2017）、稲葉寿（編著）『感染症の数理モデル 増補版』培風館（2020年12月、※分担執筆「エイズと性感染症の数理モデル」）がある。